無限力を開発せよ！

「身体動作」であなたの人生が激変する究極の開運術

木寺英史
Kidera Eishi

ライトワーカー

はじめに

この本を手にとっていただいたあなたは、どのような課題や悩みをお持ちでしょうか。

あなたは、いつでも必要なときに「リラックス状態」に入りたいと思っているかもしれません。「感情コントロール法」を学び、モチベーションを一定に保ちたいとお考えかもしれません。「最高のパフォーマンス」を発揮するための方法を求めておられるかもしれません。

あるいは、あなたは武道家で、「氣を操作する方法」を欲しておられるかもしれません。スポーツや武道の指導者（コーチ）で、選手を強くするためには「目に見えない力」が必要であるとお考えかもしれません。

また、あなたは整体、整骨、カイロプラクティックなどの施術に、「氣力」や「気功法」を取り入れたいとお考えかもしれません。

そして何より、「人生を劇的に変える方法」を求めておられるかもしれません。

私はその方法を伝授することができます。

私は「なみあし身体研究所」代表、木寺英史と申します。

現在、大学の体育系学部で武道（剣道）や身体動作学を研究しています。研究のかたわら、「なみあし身体研究所」を主宰し、セミナーや講演会などで、スポーツや武道のパフォーマンスが劇的に高まる方法を伝授しています。

二九歳のとき、私は剣道の稽古中に左アキレス腱を断裂し、そのことを契機としてスポーツや武道などの動作を根本的に追求しました。

その結果、前近代（江戸時代まで）の日本には、現代人が忘れてしまった合理的な動作法があることを発見しました。

この動作法は、現在のスポーツなどにも十分に活用できることもわかっています。

さらに、「動作法」「歩行法」だけでなく、「リラックス法」「気功法」「感情コントロール法」などの研究と実践に取り組みました。

なぜ、それらの研究に取り組んだかをお話しします。

詳細は本文で述べますが、三〇代の私は人生に行き詰まっていました。特に三〇代前半は、うつの症状に悩まされていました。しかし、四〇歳を過ぎ、人生をあきらめかけていたころ、ある人との出会いが私を変えることになりました。

ある日、同僚から「不思議な力を持ったお医者さんがいるので行ってみないか」と誘われました。その先生は福岡市内で小さな病院を開いていました。

同僚と一緒に診察室に入ると、先生は私の顔を見るなり笑顔で、「あなた、苦労してきた人だね～」と言われたのです。

その後、私は時間があれば先生の診療所に通うようになりました。先生の治療院に通わせていただくことがきっかけで、私の人生はどんどん変わっていきました。

先生から教えていただいた「リラックス法」や「気功法」を実践することにより、自分自身も周囲の環境も整っていったのです。今、振り返ると、人生の転機はたしかにあの診察室を訪ねた瞬間でした。

その後、「リラックス法」「気功法」「動作法」「歩行法」「感情コントロール法」を総合的に学ぶメソッド「無限力開発法」を考案しました。

本書は、そのメソッドを余すことなく公開しています。

「無限力開発法」を学んだ方々からは、

○アルペンスキー競技をしているが、これまでの高速でコーナーに入るときの恐怖感が消えた。また、どんな試合でも感情がぶれることがなくなった

○うつの状態に悩まされ、心療内科で薬をもらっていたが、無限力開発の三カ月のトレーニングで薬から解放された

○卓球の選手だが、以前は集中できなくて負けることが多く悩んでいたが、常に一定のパフォーマンスを発揮することができるようになった

○営業の仕事をしているが、営業成績が悪いと収入が減るため、常にその不安に押しつぶされそうだった。このトレーニングをはじめてからは、その不安が解消されただけでなく、収入も倍増した

○患者さんを施術する場合、どうしても相手のマイナスの感情に引きずられていたが、どの患者さんと接しても一定の感情を保てるようになった

などなど、うれしいご報告を受けています。

ぜひ、本書でお伝えしている「無限力開発法」を実践して、人生をさらに有意義なものへ変えてください。

では、人生を変える「無限力開発法」をスタートさせましょう。

目次
contents

第三章

「無限力開発法」の実践

企画協力●NPO法人　企画のたまご屋さん

第一章

人生の底で出会った「氣」

三〇代の行き詰まり人生

「はじめに」でもお話ししたように、三〇代の私は人生に行き詰まっていました。二九歳で結婚しましたが、その前後から急に聴力が低下していきました。原因は不明です。テレビの音もよく聞き取れません。少し騒がしい場所だと人との会話にも支障をきたすようになりました。そのためか、三三歳ごろまではうつの症状に悩まされていたようです。

「悩まされていたようだ」というのは、心療内科などの医療機関には通院しなかったからです。

当時はうつなどの症状があっても、医療機関で診てもらうことは一般的ではありませんでした。ひたすら耐えるしかありません。五〇歳を過ぎてから、当時の症状が典型的なうつであったことを知ったのです。

その後、幸いに体調は快方に向かいましたが、家庭生活はうまくいかず、ほとんど自宅には戻らない状態でした。

別居したかというと、そうではありません。アパートを借りる経済的余裕もなく、車上生活（車の中で寝泊まり）をしていました。当時の私はホームレスであったことはたしかです。

なぜ、定職に就いている私がこのような生活をしなければならないのか、何がいけないのか、考え方が間違っているのかなど、悩み続ける日々が続きました。

仕事をしながらホームレス生活を続け、それを周囲に隠す生活はストレスがたまります。そのストレスをアルコールで解消する日々が続きました。

仕事を終えると、ほぼ毎日歓楽街に出かけて深夜まで酒を飲む。それから車に戻って仮眠をとり、翌朝、そのまま職場に向かいます。

そのような生活を続ければ、経済的に破綻することは目に見えています。酒代などを確保するため、消費者金融から多額の借金をするようになりました。

当時、教員であった私には、消費者金融はいくらでも融資してくれました。「ノルマがあるので五〇万借りてもらえませんか。よろしければすぐに振り込みます」というような電話もよくいただきました。金融会社にしてみれば、逃げも隠れもしないお得意さんだったのだと思います。

気づいてみれば、借金はとても私の収入では返済できない額になっていました。このような生活が八年ほど続いたのです。

ある医師との出会い

四〇歳を過ぎ、人生をあきらめかけていたころ、ある人との出会いが私を変えることになりました。

ある日、同僚の先生から、「ちょっと変わったお医者さんがいるので行ってみないか」と誘われました。不思議な力を持ったお医者さんらしいのです。

私は、もともとオカルト的なことは信じていなかったのですが、会ってみることにしました。

先生のお名前は舩津純彦といいます。福岡市内で小さな病院を開いておられました。

同僚と一緒に診察室に入ると、先生は私の顔を見るなり笑顔で、「あなた、苦労してきた人だね～」と言われました。

病院に通うようになって徐々にお聞きしたのですが、先生は当時七八歳、旧制福岡高校（現・九州大学教養部）に入学後、沖縄に遊学して空手を修行されたそうです。その後、九州大学医学部に進学し、九大空手道部を創設されたといいます。この九大空手道部が九州学生空手の起源となります。

先生はほとんどご自分のことはお話しになりませんでしたが、学生時代は学徒出陣で南方戦線にも配属され、戦後、復員されてからは福岡市内に産婦人科、形成美容外科、福岡県内二カ所に精神科医院を開院されていたそうです。

私がうかがった当時は、それらの病院はご子息らにまかされて、福岡市内に小さな治療院を構え、さまざまな症例の患者さんを診察しておられました。

最初の日は、一時間ほど雑談し、診察室を出る際に「暇なときに遊びにきなさい」と言っていただきました。病院に遊びにいくとは奇妙な話ですが、私は時間があれば先生の診療所に通うようになりました。

いつも先生はにこやかに笑顔で迎えてくれました。相変わらず診察室では雑談です。ときには看護師さんにケーキやお茶を出していただきました。診察室でケーキというのも変な話ですが…。

先生の不思議な力

治療院に通ううち、先生の持つ不思議な力を目の当たりにすることになりました。治療院ですから、何かしら身体の不調を訴える人がやってきます。それらの人々は不思議と体調が改善していくらしいのです。いくつかご紹介しましょう。

治療院のことを教えてくれた同僚の知人で、膠原病を患っている女性がいました。三〇代後半の方だったと思います。一度、治療院でご一緒してお話をお聞きしたのですが、一〇年以上も大学病院に通院し、入退院を繰り返して定職に就くこともできなかったといいます。

ある程度症状がよく、自宅で療養されているときでも、入浴時にご自身の頭を洗うこともできず、ご家族に洗ってもらっていたといいます。しかし、治療院を訪ねるようになって三カ月ほどで、ほぼ症状は改善したと話されていました。

また、私の教え子で、子宮がんと診断された女性を治療院に連れていったことがあります。

がんと診断されてから、半年に一度ほど検査をして様子を見ていたのですが、手術を勧められていたといいます。彼女の従妹が若くして同じ子宮がんで命を落としていたため、手術に踏み切ろうとしていたところでした。

彼女を連れて三回治療院を訪れたのですが、不思議なことに、その後の検査ではがんは消失していたそうです。現在でも再発することなく元気で生活しています。

子宮がんが治った彼女は、自分の母親を治療院に連れていかれたそうです。お母さまは大きな病気を患っているわけではなかったのですが、ひどい花粉症に悩まされていたそうです。

お母さまが治療院を訪ねたのは一度だけですが、花粉症の症状は消えてしまったといいます。それから一五年以上経ちますが、今でも花粉症に悩まされることなく元気で生活されているといいます。

また、私の妻の伯母を治療院に連れていきました。伯母は股関節に人工関節を埋め込む手術をしたあと、思うように動けないでいました。広島に住んでいましたが、不思議な治療院があることを聞いて福岡まで来られました。

伯母も二回治療院を訪ねただけで、股関節の状態が急激に好転しました。現在は九〇歳を超えていますが、「貼り絵」の講師として全国を飛び回っています。

私にも大きな変化がありました。下がり続けていた聴力の低下が止まったのです。当時、私の聴力は徐々に低下していました。聴力は、検査をしてもその日の体調や気候などによってかなりの誤差が生じます。長いスパンで見なければなりません。三〇歳前後から低下し続けていた私の聴力は、左右とも六〇〜七〇デシベルまで低下していました。

健聴者の方は、この数値を聞いてもよくわからないかもしれません。正常であれば、一〇〜三〇デシベル以内の数値に収まるのです。六〇〜七〇デシベルという数値は、中・高度難聴に属します。

四〇代半ばまでは、私はいずれ聴力を失うかもしれないという恐怖に脅えながら生活していました。

ところが、先生の治療院に通ったころから聴力の低下が止まったのです。このことは、先生の治療院に通っている二年間ではわかりませんでした。それまでも、一～二年は聴力が低下しなくても、その後に下がり続けることがあったからです。

しかし、先生の治療院にうかがってから二〇年近く経つのですが、今でも聴力は当時と変わりません。補聴器を着用すれば、日常生活ではほとんど困ることはありません。これも先生の治療院に通ったことと無関係ではないと思います。

このように、私が確実に知っているだけでも、自分自身も含めて治療院を訪れた方々が次々に病気が快方に向かったり、体調が好転するのです。

私は先生の不思議な力に驚愕せずにはいられませんでした。

◎「氣力」を知る

先生のところに通って三カ月ほど経ったころだと記憶しています。先生と次のような会話がありました。

「あなたは剣道をされているのですね」

「はい」

「氣の勉強をしなければ、本当の剣道はわかりませんよ」

そのとき、先生は初めて「氣」という言葉を使われたと思います。そして、先生は次のように言われました。

「あなたを最後の弟子にしましょう」

「…………」

「週に一度、ここに通うことはできますか」

「はい、氣がわかるのにどのくらいかかりますか？」

「あなたなら二年くらいかな……」

こうしていつの間にか先生の弟子となった私は、言われたとおり週に一度、先生の治療院に通うことになりました。

弟子になっても、それまでと変わらず先生との楽しい雑談です。でも、弟子にしていただく前と一つだけ変わったことがありました。先生から宿題が出るようになったのです。

宿題とは、先生の指定する場所に行くことでした。そして、その場所に行ったときの自分の「気持ち」や「気分」、「身体の変化」などを先生に伝えるのです。

指定された場所は、すべては覚えていませんが、九州一円の神社や城などでした。剣豪・宮本武蔵が『五輪書』をしたためたとされる霊巌堂を指定されたこともあります。先生が指定される場所は大雑把ではなく具体的でした。たとえば、「〇〇神社の鳥居をくぐって、右へ五〇メートルほど歩いたところに大きな木があるから、その下にしばらく立ってみなさい」という具合です。

毎週、宿題を済ませた私は、治療院で先生に指定された場所で感じた「気分」や「感情の変化」をお伝えしました。先生はうなずきながら、にこやかに聞いておられました。

いま思えば、先生は私に「場のエネルギー（氣）」の違いをわからせようとされていたのです。エネルギーの質は場所によって異なります。誰でも、なんとなく居心地のよい場所と、そうでない場所があることは経験されていると思います。

先生によれば、「エネルギー（氣）」は場所によって異なり、その違いはさまざまな要因に左右されますが、もっとも影響を受けるのは地形だそうです。

昔は（現在でもそうだと思いますが）、地形から場所のエネルギー（氣）を明確に判断できる人たち（風水師）がいて、多くの神社やお城などは、場のエネルギーがよい（高い）場所を選んで造られているのです。

「多くの」と書いたのは、例外もあるそうで、あまりに場のエネルギーがわるい（低い）ので、そのエネルギーを上昇させるために神社を建立することもあったらしいのです。

先生のご指導により、私は徐々に場によるエネルギー（氣）の違いがわかるようになっていきました。

本書では、このエネルギーに関連して表記する場合は「氣」とし、「気功」「合気道」「本気」など、一般的に使われている語句に関しては「気」と表記することにします。

場のエネルギーに関しては興味深いことがありました。

気功法の伝授

当時、私は福岡県の南部に位置する学校に勤務していました。ある卒業生が、私の研究室が殺風景だというので、鉢植えの「テッセン」を持ってきました。テッセンは「クレチマス」ともいいます。

調べてみると、栽培はそれほど難しくないとのことでした。乾燥に弱い植物なので、土が乾いたら水を欠かさないようにしました。しかし、研究室に置いておくと徐々に枯れるのです。そのことを先生にお話しすると、ここに持ってきなさいと言われます。翌週、治療院に持っていき、診察室の机の端に置いて帰りました。

一週間後、治療院におうかがいして驚きました。枯れていたテッセンが青々と繁っているのです。私が「肥料か何か、おやりになったのですか」とたずねると、先生は首を横に振られて、「水をやっただけですよ」と笑いながらおっしゃったのです。

「どうしてここでは育つのですか」とお聞きすると、「ここは氣がいいから…」と言われました。

そして、テッセンを研究室に持って帰ると、また枯れるのです。これを何回か繰り返しました。私は、明確に「場のエネルギー」の違いを体験することになったのです。先生は当時の私の職場の場所を知っておられ、「あの場所はよいところではありませんよ。なるべく職場にいる時間を短くしなさい」とアドバイスしてくれました。たしかに当時の職場は、病による休職者が続出していて問題になっていました。場のエネルギーと無関係ではないと思われます。

このような経験から、私は場のエネルギーの存在を明確に意識するようになっていきました。

場のエネルギーを感じる修行（楽しい修行でした）を三カ月くらい続けたころ、先生が「そろそろ教えましょうか」と言われて、私は「気功法」を教わることになりました。教えていただいた気功法は、「放鬆功《ほうしょうこう》」「スワイショウ」「站椿功《たんとうこう》」の三つです。実践法の詳細は第三章でお伝えしていますが、ここで簡単にご紹介しておきます。

放鬆功とは、全身をリラックスさせる気功です。私たちは、身体《からだ》に不必要な力が入っているとを不快に感じたり、スムーズに動けないことを知っています。ですから、無意識のうちに身体の力を抜こうとします。もっとも簡単な方法は身体を揺する（振る）ことです。

たとえば、スポーツの大会などでは、本番前になると選手が腕や脚を振ったり、軽くジャンプして脱力を試みています。しかし、身体の不必要な力を抜くというのは案外難しいものです。

先生から教えていただいた放鬆功は、それまでにない深いリラックスを得ることができる方法でした。身体のそれぞれの部位に意識を置いて、その部位をリラックスさせていくというものです。

最適な姿勢は仰向けに寝ることですが、ソファーや椅子に座ってもかまいません。軽く目を閉じ、頭頂部、額《ひたい》、目とその周辺、鼻とその周辺、口とその周辺……というように、身体の細かい部位に意識を置き、リラックスしていきます。

スワイショウは「腕を振る」という気功です。日本でも「腕振り運動」として実践者も多いようです。

方法はいたって簡単で、前後に腕を振る方法や、電々太鼓のように身体をひねりながら腕を振る方法があります。私が先生から教えていた方法は前後に振る方法でした。

スワイショウは、腕を振ることで血行がよくなるといわれていますが、そのほか、マイナスのエネルギーが指先から出るイメージを持つことで、邪気を払うことができるともいわれています。

スワイショウの効用は人によって異なりますが、継続することによって肩こり、消化不良、便秘、冷え性、腰痛などが改善されることが伝えられています。

そして、先生から教えていただいた気功法のメインは站椿功です。「立禅」ともいわれ、日本でもよく知られている気功法です。

中国武術には、「百錬より、一つの站椿功」という教えがあるようです。他のさまざまな修錬よりも、站椿功のほうが効果があるという意味です。武術の修錬としても、站椿功を重視している流派は多いようです。

站椿功には、さまざまな構え（立ち方）があります。腕を胸の前に位置させることが一般的ですが、もう少し下のお腹の前に位置させたり、だらりと腕を下げる方法もあります。また、相撲の四股を踏むような姿勢や、馬に跨るような姿勢をとる方法もあるようです。

先生からこれらの気功法を教えていただき、毎朝実践しました。放鬆功、スワイショウ、站樁功の順に行ないます。

気功法をはじめて三カ月ほど経ったころ、站樁功の最中に身体に変化が現われ出しました。身体のバランスが崩れるように前後に揺れるようになったのです。そして、徐々にあらゆる方向に自分の意志とは関係なく動くようになりました。

そのことを先生にお話しすると、「出ましたか……」と言われました。「自発動が出ましたか」という意味らしいのです。

最初は、站樁功を開始して二〜三分で自発動が起こっていたのですが、徐々に自発動が発現する時間が短くなっていきました。身体の動きも前後だけではなく左右に動いたり、腕がぐるぐると回ったりします。

自分で動きを止めようとすれば止められますが、そうでなければ、自分の意志とは無関係に身体があらゆる方向に動き続けるのです。

今では、站椿功の姿勢をとらなくても、心身の抵抗を外せば自発動が起こります。

◉人生の好転

先生に気功法を学び、自発動を経験した私は、それまでの人生が徐々に変わっていきました。

まず、剣道に対する考え方や実践方法が一八〇度転換しました。自発動を知り、自分の中に不思議なエネルギーがあることを確信した私は、剣道にそのエネルギー（氣力）を可能な限り取り入れることにしました。そして剣道だけではなく、日常生活や動作にも「氣力」を取り入れるようになりました。

そのためには、氣力が働く「動作法」を身につける必要がありました。その動作法を学ぶことによって初めて、氣力をスポーツや武道の技術（技）、各仕事のパフォーマンス、そして日常生活に取り入れることができるのです。

多くの方々は、氣力を体感しても動作法が身についていないために、氣力を生活に取り入れることができません。氣力は合理的な動作法と一体となって発現するのです。気功法によって自発動を体験し、氣力を意識して生活や剣道を実践するようになると、まず人間関係が変わりました。

先生の治療院に通っていた当時、私は職場の中で孤立していました。家族や職場の仲間など、周囲の方々と適切な人間関係が築けないでいたのです。

今、考えれば当たり前です。私はもともと「我《が》」が強い人間です。自分と他人とを明確に線引きしていたのです。そして、人よりも自分が優れていないと気がすまない性格でした。

そんな人間が人に好かれるわけがありません。そのことは自分自身もわかっていたのです。そんな自分が大嫌いだったのです。

氣力を知ると、実生活でも自分と他人との区別が徐々に薄れていきました。そうすると我が薄まってきます。少しずつ自分が嫌いではなくなっていきました。

そして、自分との関係が良好になるにしたがって、他人や周囲ともよりよい関係を築けるようになっていったのです。他人との人間関係は、自分との関係であることを知りました。

人間関係が改善されてきてからの変化には、めまぐるしいものがありました。それまで到底達成できないと思っていた目標が次から次へと達成されたのです。いくつかご紹介しましょう。

私には若いころから「本を書きたい」という夢がありました。原稿を出版社や編集者に送ったこともあったのです。しかし、実現する気配はありませんでした。

先生の治療院に通って二年目の正月だったと思います。診察室に入り、先生に新年のご挨拶を申し上げると、先生が不思議なことを言われたのです。

「木寺先生、今年はあなたの名前が世に出ますよ」

それだけしか言われなかったので、なんのことかわからなかったのですが、その年の三月、私の最初の著書『本当のなんば常歩』（スキージャーナル社／二〇〇四年）の執筆の依頼が、出版社のほうから舞い込んできました。その後、『実践・常歩剣道』（MCプレス／二〇〇六年）、『剣士なら知っておきたいからだのこと』（大修館書店／同）、

『錯覚のスポーツ身体学』（東京堂出版／二〇一一年）など、共著・監修も含めると二〇冊以上の著書を執筆することになったのです。

また、二〇一一年には、『世界一受けたい授業』（日本テレビ系）に講師として出演させていただきました。

そして現在は、九州共立大学スポーツ学部に勤務しながら、舩津先生から教えていただいた気功法に「動作法」と「歩行法」を加えたメソッドを開発し、「無限力開発講座」として、私が主宰する「なみあし身体研究所」で多くの方々に学んでいただいています。

無限力開発講座では、学ばれた方のほぼ一〇〇％の方々に自発動が出ます。舩津先生から教えていただいた気功法の威力を日々実感し、感謝しています。

このように、氣力を知ってからの私には、奇跡ともいえる人生の変化がありました。氣力を知る前の私は、一生懸命に目標を追いかけていたのです。そのようなときには目標は達成されません。

よく自己啓発や成功法則などでは、「思考は現実化する」といわれます。人間は考えているとおりの人間になっていく……たしかに間違いではありませんが、自他が区別されている——言い換えると、「自我」が強いときの目標は、同時に目標が達成されなかったときの思考を生み出すのです。したがって、目標が達成されることはほとんどありません。

不思議なことに、氣力を知り、その力（エネルギー）に自分をゆだねれば、自分の使命が自然とわかってきます。自然と目標が明確になってくるのです。無理に目標を立てる必要もありません。

氣力を知ってからは、自分で無理に目標を決めるのではなく、氣力によって与えられた目標を次々に達成するようになりました。

この本の執筆もその一つなのです。

第二章

「無限力開発法」の伝授

「無限力開発法」とは

第一章では、私の人生に「氣」がどのようにかかわってきたかをお話ししてきました。本章では氣や「氣力」について、そして「日常動作」や「歩行」、さらにはスポーツや武道のパフォーマンスと氣の関係について、基礎的なことをお話ししましょう。

私が主宰する「なみあし身体研究所」では、前章でも触れた三つの気功法を土台とする「無限力開発講座」を開講し、武道家、アスリート、トレーナー、治療家、医療関係者などの方々へ、さまざまなメソッドを提供しています。

次頁の図は「トレーニングメソッド構造図」です。

最上部に位置する「パフォーマンス」とは、スポーツや武道のそれぞれのパフォーマンス、また治療家の方々でいえば、ご自身の治療のパフォーマンスといってもよいでしょう。その下の基礎・専門体力とは、十分なパフォーマンスを発揮するための土台としての身体のことです。一般的には、まず身体を創り、その上で技術を習得することを目指します。

なみあし身体研究所
「トレーニングメソッド構造図」

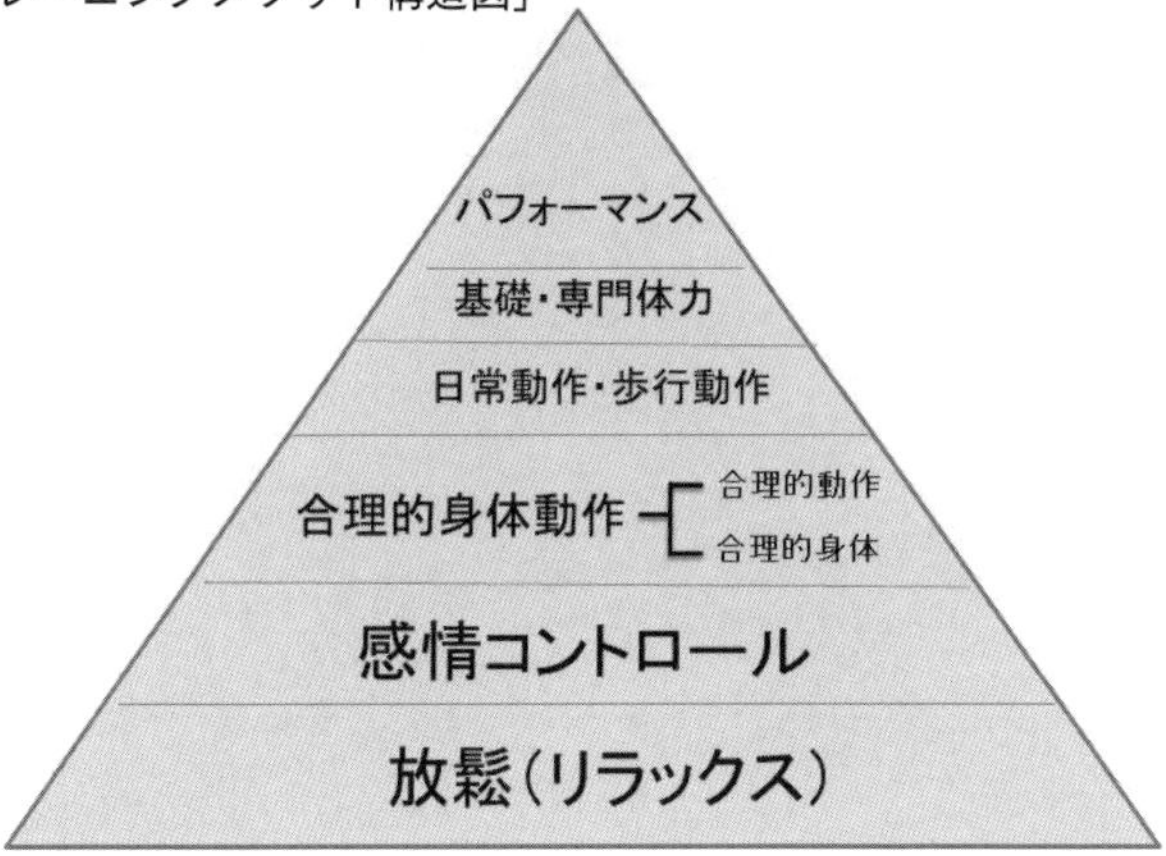

しかしながら、高いレベルのパフォーマンスを発揮するためには、さらに土台となる要素があり、それらを充実させることによって最高のパフォーマンスが発揮されます。

パフォーマンスを直接支える要素は、「歩行」に代表される「日常動作」です。そして歩行動作や日常動作は「合理的身体動作」であることが大切になります。合理的身体動作とは、「筋力」に頼らない動作のことをいいます。

さらに、合理的身体動作の基礎となるのが「感情コントロール」です。動作の基礎が感情コントロールであることを不思議に思われかもしれませんが、動作は感情に大きく影響されています。

そして、これらすべての土台となるのが「リラックス」です。「氣力」をスポーツや武道、さらに日常生活に取り入れるための鍵はリラックスなのです。

これまで「リラックス法」や「気功法」「動作法」「歩行法」などを学んできた方もおられると思いますが、十分な成果を得られていない方々が案外多いようです。その原因は、それらを総合的に学んでいないからです。一つひとつの稽古法やトレーニング法は優れていても、それらは体系的に学ぶ必要があります。

「無限力開発法」のメソッドは、それらを順序よく、総合的に学ぶことによって大きな成果をあげることができます。

それぞれの内容を簡単にご紹介していきましょう。

リラックス法と三つの気功法

スポーツや武道などでは、「リラックス」の重要性が説かれることがあります。

しかし、私はリラックスについて多くのスポーツ・武道関係者とお話ししてきましたが、競技全体としては、リラックスの重要性が説かれたことはほとんどありません。武道でも重要性が説かれているのは合気道くらいで、他の武道では語られていないようです。

リラックスの重要性はわかっていても、習得方法が明確になっていないのかもしれません。

本書では、多くの受講生に効果が認められたリラックス法をご紹介しています。次章で実践方法を学んでいきますが、本章ではポイントを簡単にお伝えします。

私の講座では、リラックス法として身体を「揺する」ことや「気功法」を順番にお伝えしています。

まず身体を揺すって、ある程度リラックスすることが習得できたら、次は「放鬆功《ほうしょうこう》」

を行ないます。

放鬆功はイメージトレーニングの気功法で、近年、広く普及している「マインドフルネス」という瞑想法にも近いかもしれません。

マインドフルネスは、マサチューセッツ大学医学校名誉教授ジョン・カバットジン博士が、「マインドフルネス瞑想」をプログラム化し、「マインドフルネスストレス低減法」として開発したものです。

当初は医療分野で注目されましたが、現在ではアップルやグーグル、フォードなどの大企業が社員研修の一環として導入しています。

マインドフルネスとは、簡単にいえば、「今、この瞬間（現在）を大切にする生き方」ということです。マインドフルネスの実践によって、ストレス軽減や集中力強化などの効果が得られるとされ、二一世紀に入って世界中で大きな注目を集めています。

放鬆功の次に「スワイショウ」を行ないます。漢字で表記すると「甩手（せいしゅ）」となります。「腕を振る」というとても簡単な気功法ですが、その効果は驚異的です。

そして、リラックス法の最後は「站椿功《たんとうこう》」です。站椿功は中国武術の鍛錬として用いられ、日本でもおなじみの気功法ですが、私は站椿功をリラックスを身につける仕上げと位置づけています。

さて、私の講座では、ほぼ一〇〇%の受講生に「自発動」が発現します。自発動とは、自分自身の意志とは無関係に身体が動くことをいいます。

最初は站椿功の実践中に発現しますが、実践を積むと站椿功以外でも自発動が出るようになります。私も日常生活の中で、身体と心の抵抗を外すと自発動が出ます。

自発動を体験すると、身体動作の基本的な感覚がわかってきます。その感覚を土台にして、日常動作やそれぞれの専門分野のパフォーマンスに「氣」をつなげることができるようになるのです。

「自発動」は氣の発現

私の経験を中心に、「自発動」について述べてみたいと思います。

私は剣道家のはしくれです。小学・中学・高校・大学と剣道一筋の生活を送ってきました。大学卒業後も、中学校・高等専門学校で剣道部の指導をしました。現在は、九州共立大学スポーツ学部で剣道、武道論などの授業を担当しながら、剣道部の監督を務めています。

私自身に自発動が出はじめたころ、あることを思い出しました。自発動の感覚を経験するのは初めてではなかったのです。それはある意味懐かしい感覚で、かつて剣道の稽古中に経験したものです。

私は三五歳ごろから七年間ほど、ゴルフに夢中になったことがあります。当時、福岡県内の高等専門学校で教鞭を執っていました。高等専門学校は、五年制の高等教育機関です。学生は中学校を卒業して入学してきますが、一般には「高専《こうせん》」と略されています。

高専では保健体育を担当していたのですが、四〜五年生の体育ではゴルフを開講していました。最初は授業でゴルフを教えるためにはじめたのですが、そのうち私自身がゴルフの面白さにのめり込んでしまったのです。

なぜ七年間でゴルフをやめたかというと、腱鞘炎でクラブが振れなくなったからです。最後の二年間は、両手首とも腱鞘炎に悩まされていました。

ゴルフで腱鞘炎になっても、剣道をしないわけにはいきません。しかし当時は、ゴルフクラブも竹刀もほとんど振ることができませんでした。学生と稽古をするときも、竹刀を振ることができないので構えているだけの状態です。

そのような稽古の中で、私は不思議な経験をしたのです。それは、自分の意志とは関係なく竹刀が動くという経験でした。

両手首の腱鞘炎によってまったく力が入りませんので、竹刀を握っているというより「触れている」という感覚です。それでも相手の動きや気配に対して竹刀が動くのです。

スポーツや武道などのご経験がある方は、トレーニングや稽古で疲労困憊したとき、あるいは試合などで集中力が高まったときに、知らず知らずのうちに身体が動いた（反応した）というご体験があるのではないでしょうか。

私が経験した感覚はそれとは異質のものでした。常にそのような状態になるわけではないのですが、竹刀に触れるような感覚で構えていると、しばしば竹刀が勝手に動くのです。

しかし両手首の腱鞘炎が治るにしたがって、その動きはなくなっていきました。腱鞘炎が完治してからは、自分で竹刀を操作している感覚に戻りました。

站椿功によって自発動が出たとき、この竹刀が動く感覚を思い出したのです。自発動の身体感覚と、竹刀が無意識のうちに動く感覚が同じものだったからです。

自発動を経験してから、私の剣道修行の方向性はまったく変わってしまいました。私がそうであったように、剣道実践者は若いころはほとんど試合に勝つことを目的とします。その後、目的は昇段することに移ります。段位を取るために稽古に励むようになります。

ところが站椿功による自発動を経験してからは、私の剣道実践の目的は相手に勝つことでも昇段することでもなく、いかに自発動と同様の感覚で動作するかが課題となりました。

自発動が出るときの感覚、以前に経験した、竹刀が自分の意志とは関係なく動く感覚を追い求めるようになったのです。

それらの感覚は、筋力を用いて動いたときとは比較にならないほど心地よいものです。自発動が「氣」によって発現しているとすれば、「氣力による剣道」を求めたといってもよいかもしれません。

自発動については多くの見解があります。体のバランスを調整するために、動物が本来持っている動きであるととらえている方もいます。また、寝ているときの寝返りと同様のものであるという方もいます。

私は、「氣の作用によって身体が動く現象である」ととらえています。この「氣の作用」は、常に私たちの身体に働きかけていますが、普段は身体や心の抵抗により表に出てくることはありません。

しかし、リラックスによって抵抗を取り払うと発現してきます。自発動とは元来、私たちの身体に作用している力（エネルギー）の発現なのです。

氣と感情

自発動の発現は、リラックスがあるレベルに達し、氣を感じ、氣を操作する準備が整ったことを意味しています。

この状態を日常動作や、ご自身の専門分野のパフォーマンスにつなげていくのですが、その前に習得しておきたいことがあります。それは「感情のコントロール」です。

実は、感情と動作には密接な関係があります。それぞれの感情は、それぞれの動作傾向を生み出します。感情のコントロールができて、初めて動作の質を変えることができます。

感情に似た言葉に「気分」があります。感情は一時的なもの、気分は継続的なものととらえる場合がありますが、一般的には同じ意味で用いられています。

感情の分け方もさまざまです。喜・怒・哀・楽・愛・憎と六つに分けるもの（六情）や、喜・怒・哀・懼（く／おそれのこと）・愛・悪・欲の七つとするもの（三字経の七情）、喜・怒・哀・楽・怨の五つに分類するもの（中国の五情）、などがあるようです。

站椿功によって自発動が発現するようになるとわかりますが、感情によって自発動の起こり方は違います。

「怒り」、「憎しみ」、「怨み」などのマイナスの感情があるときは自発動が小さく、「喜び」、「楽しみ」、「愛」などプラスの感情があるときは大きく発現します。「自発動」が「氣力」の現われだとすれば、プラスの感情が氣力を誘導していると考えられます。

これは剣道でも同様です。マイナスの感情があるときには、氣が誘導されて心地よい動作や技が現われることはありません。

しかしプラスの感情のときには、快感ともいえる動作が発現するのです。そして、プラスの感情によって「氣力」が働くことが実感されると、相手と自分との関係性も一八〇度変化します。

スポーツの一義的な目的は「勝利を得ること」です。相手と戦い、勝つことです。そのため、相手や相手チームとは敵対する関係が生じます。しかし、相手と敵対する感情や気分があるときには、氣力による技は発現しません。

相手と敵対する感情を捨てたとき、本来のパフォーマンスが現われます。言い換えると、相手との一体感をイメージできたときに氣力による技が生まれるのです。

相手と一体となる感情を持てるようになると不思議なことが起こります。「自分」と「相手」がなくなる感覚が生まれてくるのです。

自分と相手の区別が完全になくなって一体になると、さらに興味深い現象が起こります。「勝敗」が存在しなくなるのです。自分が相手を打つことと、相手が自分を打つことが同じ感覚になります。したがって、そこには勝敗は成立しません。

よく武道や武術の本質は勝負ではないとか、武道は競技ではないということを聞きます。一般には、武道は「人間形成」が目的なので勝負を争うことを第一の目的にしてはならない、という程度に理解されています。

しかし氣力の観点から考察すると、本来、勝敗は成立しないのです。実際、武道や武術の流派によっては試合をしないものもあります。

試合をすると、どうしても勝利を求めるようになります。勝利を求めると相手と敵対する感情が現われます。このことが氣力による技が発揮される機会を奪うのです。競技スポーツでは、本来の氣力の働きを知ることは難しいのかもしれません。武道が競技であってはならないとされる本質が、ここにあるのです。

合理的身体動作

「氣力」を操作するためには、そのための「動作法」を身につける必要があります。気功法を学んで自発動を経験した私は、剣道に対する考え方や実践方法が一八〇度転換したことはお話ししました。

剣道修行の方向性も定まり、氣力は十分なリラックス状態で働くことが明確になっていましたので、いかにリラックス状態のまま動くかが課題となりました。

リラックス状態のまま動くには、どのようにすればよいのでしょうか。

リラックスとは、身体全体の不必要な筋肉を収縮させず、ゆるめている状態をいいます。リラックス状態を維持したまま動くということは、筋力を可能な限り用いないで動作することです。つまり筋力以外の力を使って動くことで、動作に氣力を融合させることができるのです。私は、そのための動作法を実践研究しました。

筋力以外に身体を動かす力には、何があるでしょうか。スポーツや武道の実践経験がない方々は、考えたこともないかもしれません。

たとえば、歩く動作をイメージしてください。歩くときに身体に作用している力は、筋力のほかに何があるでしょうか。大きく分けると二種類の力があります。

一つは「重力」です。地球が私たちを引っ張る力です。

椅子に腰かけたままでもよいので、左右どちらかの腕を真横に水平に上げてみてください。

なぜ、腕は水平の位置まで動いたのでしょうか。それは筋力を使ったからです。肩周辺の筋群を収縮させ、腕を水平の位置まで動かしました。

それでは、腕を水平に上げたまま、肩周辺の力を抜いてください。腕はぶらんと下に振られたと思います。つまり、私たちの身体は、力を入れても（筋肉を収縮させても）もちろん動きますが、力を抜いても動くということです。

ほとんどの人はこのことを明確に知りません。ですから、常に身体を動かすときには、力を入れて動こうとします。

もう一つ、筋力以外に身体を動かす力があります。

みなさんは、「サージャントジャンプ（垂直跳び）」をしたことがあると思います。そのとき、どのようにしてジャンプするでしょうか。膝を曲げて、静止してから跳び上がる人はいません。膝を伸ばした状態から、すばやく膝を曲げてジャンプするのではないでしょうか。

なぜ、勢いよく膝を曲げてからジャンプするのでしょう。それは、膝を曲げた瞬間に「地面反力」をもらえるからです。地面反力とは、地面が身体を押し返す力のことをいいます。

体重計の上にのっているとイメージしてください。そのまますばやく膝を曲げてください。体重計はどのような値を示すでしょうか。勢いよく膝を曲げると、その瞬間に体重の約二倍の値を示します。

つまり、私たちの身体が体重計（地面）を体重の二倍程度の力で押していることになります。それは同時に、地面が同じ力で押し返していることを意味しています。

このように、身体を動かす力は筋力だけではなく、「重力」と「地面反力」があります。これらの力が総合的に働いて身体が動くのです。

私は筋力を「内力《ないりょく》」、重力と地面反力を「外力《がいりょく》」と表現しています。そして、氣力を動作に取り入れるためには、可能な限り外力を用いた動作を身につける必要があります。

外力を多く用いる動作を「合理的身体動作」といいます。合理的身体動作は、氣力を操作するための動作であるともいえるのです。

重力や地面反力を有効に使うためには、具体的にどのように動けばよいのでしょう。多少専門的になりますが、その動作法は、関節を「伸ばすように」して動くのではなく、関節を「曲げるようにして」動きます。

もっともわかりやすいのは膝の関節です。動くときには、膝の関節を伸ばしながら動くとイメージしている方がほとんどだと思います。しかし、氣力が作用する動作法はその逆で、膝を曲げながら動くことが大切なのです。

私は、この動作法を「屈曲動作」と名づけています。詳細は次章に譲りますが、屈曲動作を習得することによって、筋力以外の重力や地面反力が使えるようになります。筋力の発揮を可能な限り抑えて、重力と地面反力を利用する動作ができるようになると、眠っている氣力が働き出します。スポーツとはまったく異なる考え方なのです。

氣力を知ってからの私は、剣道の毎回の稽古で可能な限り筋力（内力）に頼らない動作や技を試みました。

そうすると、最初はほとんど動くことができません。それまで精いっぱい筋力を用いて道場の床を蹴って動いていたのですから、当たり前です。

周囲の先生方からも、「なんで、そんな元気のない剣道をしているんだ…」「高齢者みたいな剣道はやめなさい」などとご指導を受けたものです。

しかし、可能な限り外力を用いる稽古を継続した結果、興味深いことを言われるようになりました。

合理的身体動作による剣道をはじめて五年ほど経ったころ、周囲の剣道仲間に、

「先生は、このごろウエイトトレーニングをはじめられましたか？」

「どのような体力トレーニングをされているのですか？」

などと聞かれるようになったのです。

おそらく、私は外力を使って動作や技が発揮できるようになっていたのだと思います。

私も学生時代や二〇代のころは、強くなりたい一心で体力トレーニングやウエイトトレーニングに夢中になった時期があり、一日二〇キロのランニングを半年ほど続けたこともあります。

しかし、氣力による剣道を目指すようになってからは、まったく体力トレーニングを行なったことがありません。この二五年ほど、腕立て伏せも一回も試みたことがないのです。

それでも、剣道において体力が不足していると感じたことはありません。

氣と歩行

動作法の習得の仕上げは、「歩行法」を学ぶことです。

なぜ、歩き方にこだわるかというと、繰り返される日常動作の中では、歩行動作の回数が突出しているからです。

各競技や各分野のパフォーマンスに直接、影響を与えているのは歩行動作です。言うまでもなく、氣力を操作するための歩き方とは、重力や地面反力などの外力を上手に使う歩き方です。

現在はウォーキングブームともいわれています。ある調査では、日本のウォーキング人口は四〇〇〇万人、通勤時間などを利用して歩くことを心がけている方を含めれば、さらに多くの方々がウォーキングをされていると思います。

しかし、残念ながら現在、一般的に推奨されている歩き方は、ダイエットや健康維持を目的としたものです。一定の距離を歩いたときに、できるだけ多くのエネルギーを消費することを目的としています。

そのような歩き方を「パワーウォーク」とか「エクササイズウォーク」といいますが、筋力を可能な限り発揮することが「正しい」歩き方とする傾向にあります。

私は、そのような歩き方を「伸ばす歩き」といっています。膝や足首の関節を伸ばすようにして歩くからです。

一方、私が提唱する氣力を操作することを目指した歩き方を「曲げる歩き」といいます。膝や足首、股関節を曲げるようにして歩くからです。

実は、日本人はもともと「曲げる歩き」が得意な民族だったと考えられます。江戸時代後期から明治の初頭にかけて、多くの外国人が日本を訪れていますが、一様に日本人の体力に驚いています。

当時の日本人はどのくらいの距離を歩けたのでしょうか。江戸時代の旅の研究を続けておられる東洋大学の谷釜尋徳先生は、庶民による伊勢参宮の歩行距離を詳細に検証されています。

当時は庶民の自由な旅は禁止されていましたが、信仰に基づいた伊勢神宮への参拝は比較的自由でした。谷釜先生は残されている複数の伊勢神宮参拝の旅日記から、庶民の歩行距離を算出しておられます。

たとえば、『近世における東北地方の庶民による伊勢参宮の旅の歩行距離――旅日記（一六九一～一八六六）の分析を通して――』（東洋大学スポーツ健康科学紀要／二〇一五年）では、三六編の伊勢神宮参拝（お伊勢参り）の旅日記が調査されています。どの旅日記も、一日の平均歩行距離は三〇キロ台になっています。

しかし、これは旅の行程の都合で、一日一桁から一〇キロ台の日も含めたものです。一日の最長歩行距離は、いずれの旅日記も六〇キロを超えています。谷釜先生は、「無理のない歩行の上限は五〇キロ程度であった」と推察されています。

いかがでしょうか。現代人は毎日五〇キロを無理なく歩けるでしょうか。

当時は現在のような交通手段などはなく、日常の移動手段が徒歩であったことを差し引いても、特別な歩行訓練をしていない一般庶民が、毎日五〇キロの徒歩が可能であったことには驚かされます。

実はこの日本人の歩き方こそ、「曲げる歩き」なのです。

当時、日本を訪れた外国人の多くが、日本人の歩き方について、膝が曲がっていることを指摘しています。外国人からすれば、決して格好のよい歩き方ではなかったのでしょう。

しかし、この膝を曲げた一見格好のわるい歩き方の中に、一日五〇キロを無理なく歩く動きがあったのです。そしてその歩き方こそ、氣力を操作することが可能な「曲げる歩き」であったと考えられます。

しかし明治維新以降、「曲げる歩き」が「伸ばす歩き」に変わっていきました。いえ、変えられたのです。なぜなら、学校で行進を教えたからです。

明治政府が掲げる富国強兵策を実現するには、洋式軍隊を整える必要がありました。洋式軍隊の基本は行進です。しかし、当時の日本人は行進ができなかったようです。つまり、足並みをそろえて歩くことができませんでした。これは、動作の観点から容易に推測ができます。

みなさんも、運動会などの行事で行進を習ったことがあると思います。足並みをそろえるとき、教師やリーダーは「号令」をかけます。「イチ・ニー・イチ・ニー……」という具合です。

「イチ」で地面を踏みしめます。つまり行進の動作は、膝を伸ばして、地面を踏むタイミングを合わせることで足並みをそろえるのです。

日本人は明治維新以降、それまで得意であった「曲げる歩き」を忘れ、「伸ばす歩き」に変わってしまったのです。「伸ばす歩き」に変わったということは、氣力を働かせることが苦手になったともいえます。

氣力を日常生活やパフォーマンスに取り入れるためには、もう一度「曲げる歩き」を取り戻すことが大切なのです。

願望実現と氣

さて、本章の最後に「願望実現」と「氣」について触れておきましょう。

現在、「引き寄せの法則」をはじめとする成功哲学や、スピリチュアル関連の書籍、ＤＶＤ、セミナーなどが世にあふれています。読者の中には、それらの自己啓発法などを試みた方も少なくないと思います。そして、思いのほか成果が上がらなかった方々も多いのではないでしょうか。

これらの自己啓発法を試みて、一定以上の成果を実感できるのは約七%との報告もあります。残りの九三%の方々は、ほとんど効果を実感できないまま、次々と関連の書籍やセミナーをわたり歩くことになります。

なぜ、熱心に自己啓発法や願望達成法を試みても、ほとんどの方に成果が上がらないのでしょうか。

これらの自己啓発法や願望達成法で述べられている内容には、おそらくほとんど間違いはないと思います。要約すれば、「思考が現実を創る」ということです。自分の思考していることが、自分自身の環境に引き寄せられるのです。

私は、このことは真理であると考えています。

思考はそれにともなう感情を誘発します。感情はエネルギーとして宇宙に放出されます。このエネルギーは、波動、振動、氣など、さまざまな言い方で表現されています。これらのエネルギーは、身体という「発信器」から発せられるのです。

しかしながら、多くの自己啓発法や願望達成法では、たしかに思考や感情を変容させる方法が述べられていますが、そのエネルギーの発信器である身体を整えることについては伝えていないため、ほとんど効果が得られないのです。

動作学を専門とする立場からすれば、なぜ身体を整えることに言及しないのか不思議です。

これまで見てきたように、私が提唱する無限力開発法は、まず放鬆功、スワイショウ、站椿功によってリラックスできる身体を整えます。そして最後は「感情コントロール」によって、そのエネルギーを宇宙に放出します。そうすると、その振動や波動と同類のものが氣となって引きつけられ、自分の環境に現われます。この過程を経て、人生が変容していくのです。

つまり無限力開発法を学べば、自分自身で人生の舵をとり、目的や願望を実現することができるのです。

ぜひ、あなたも他人や環境に振り回されるのではなく、自分自身の人生を創り出していってください。

第三章

「無限力開発法」の実践

リラックス法——「無限力開発法」の実践①

それでは、あなたの人生が劇的に変わる「無限力開発法」の実践に入っていくことにしましょう。

私たちはみな「幸福」を求めています。

前章でも触れましたが、毎年、自己啓発法に関する書籍やＤＶＤなどが数多く発売されています。

私も人生に行き詰まっていた三〇代から、さまざまな自己啓発に関する本などをひもといてきましたが、無限力開発法を実践するようになってから、その必要がなくなりました。

舩津純彦先生から伝授していただいたリラックス法と気功法、私が開発した動作法や歩行法などを実践することで、劇的に人生が変わり、幸福感を味わっているからです。

その方法を本書によって、体系的に学んでいただきたいと思います。

すでに述べたように、無限力開発法は、「リラックス法」「気功法（氣を感じる身体づくり）」「動作法（合理的身体動作の習得）」「歩行法」「感情コントロール法」などから成り立っています。

これらのメソッドをバランスよく習得することが大切です。

これまで多くの方々が、自己啓発法などで十分な成果が上げられなかったのは、これらを断片的に習得しようとしたからです。

本章では、無限力開発法を習得するメソッドを順番にご紹介していきます。

まず、最初に習得していただきたいのが「リラックス法」です。すべての基本はリラックスにあるといっても過言ではありません。

これまで気功法や呼吸法、メンタルリハーサルなどを試みてうまくいかなった方は、十分なリラックスを得ていなかったことに原因があるかもしれません。

リラックスが土台となって、初めてそれらの効果が現われるからです。まずは、十分にリラックスする方法を身につけてください。

ここでは四つの方法をご紹介しますが、最初は四つすべてを実践してみてください。その後は、自分が十分にリラックスできる方法を選択して行なうとよいでしょう。

1 ダイナミクスリラクゼーション

ダイナミクスリラクゼーションとは、身体を「揺する」ことです。

私たちは、リラックスしたいときは自然と身体を揺するものです。陸上競技の選手などは、スタート前に腕や脚をブラブラと振ったり、ジャンプしたりしています。無意識のうちにリラックスを試みているのです。

あなたも身体を揺すってリラックスしてみましょう。

レッスン

頭を回す（揺する）

まず立ったまま、あるいは座ったままで、頭を左右に円を描くように回してみましょう。

力を入れて回すのではなく、脱力しながら何回も回します。十分に脱力できていると、「回す」というより頭を「揺する」という表現がピッタリするはずです。

頭を回す（揺する）ときのコツは、歯を噛みしめず、少し口を開けるようにします。また、下あごを少し前にスライドさせてみましょう。どんどん頭を揺する感覚が生まれてきます。

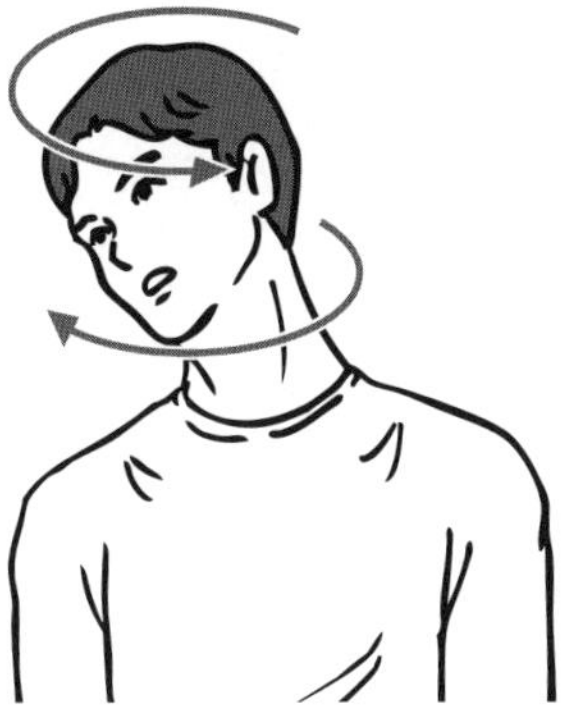

レッスン

肩を揺する

次は肩を揺すります。

最初は、揺することは難しいかもしれません。そこで肩を回してみます。前から後ろに、後ろから前に回してみましょう。よくスポーツなどの準備運動で行なう要領です。

そして、肩を回しながら徐々に脱力していきます。肩も頭部のときと同様に、揺する感覚が生まれてきます。

次に、(座っていた場合は立って)軽くジャンプをしてみましょう。

そのときに、肩(肩甲骨)が上下にふわふわと揺れる感覚があるでしょうか。肩(肩甲骨)が跳ねるイメージができると最高です。

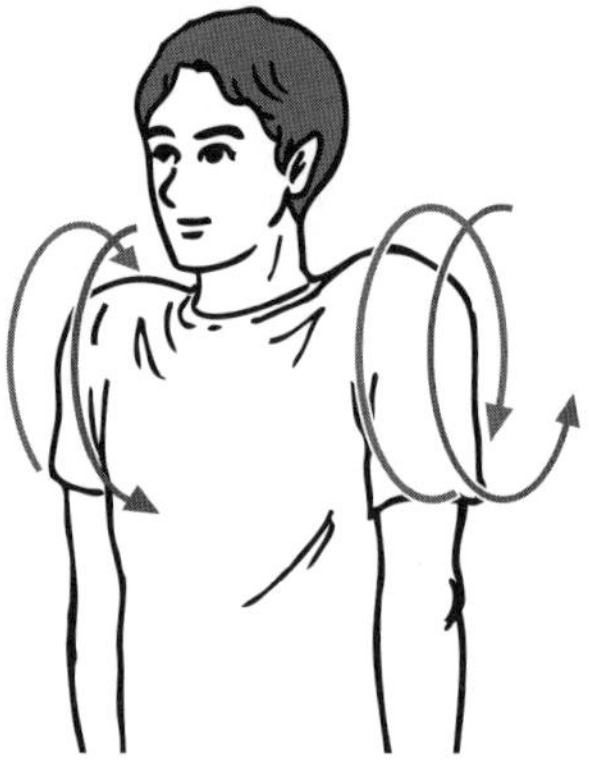

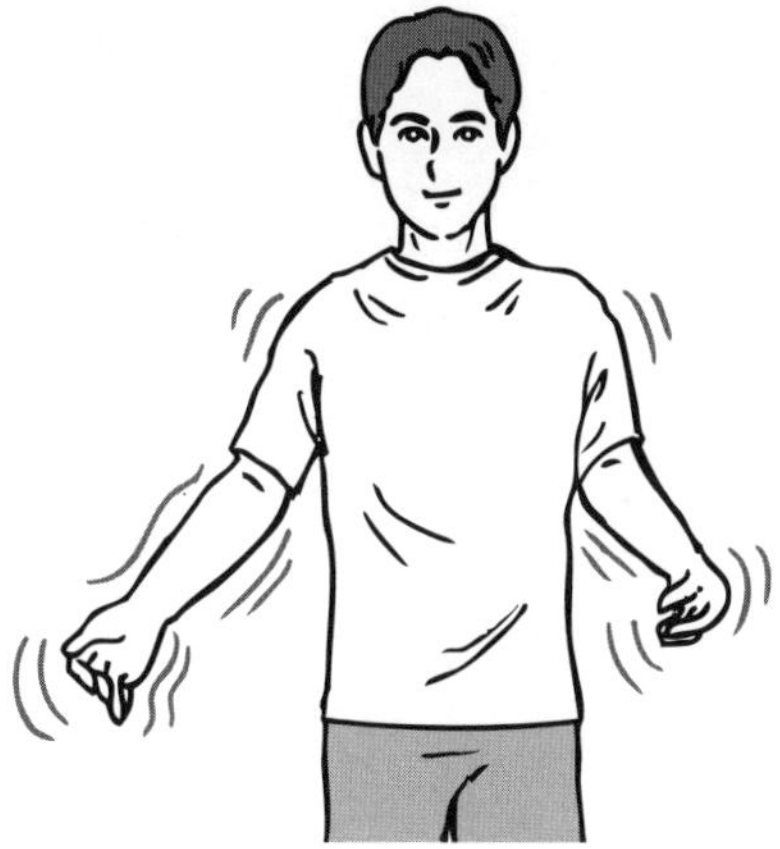

レッスン

上肢を揺する

肩が十分に揺すれるようになったら、次は上肢（腕）を揺すりましょう。これはさほど難しくありません。手をぶらぶらと振る要領です。

肩をゆるめながら、肩から先（腕や手）をあらゆる方向に振りましょう。

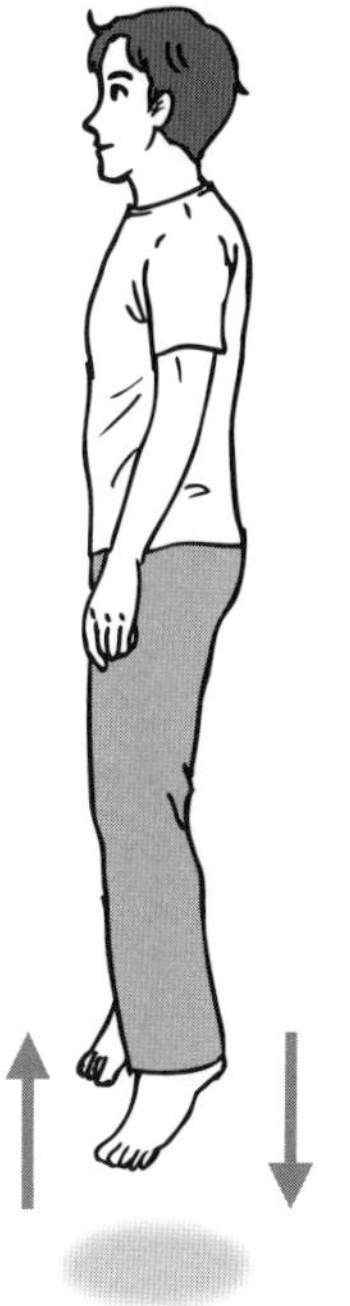

レッスン

下肢を揺する

次は、下肢（腰から下の脚）を揺すります。これは上肢を揺するほど簡単ではないかもしれません。片脚を上げて、ぶらぶらと揺すっていきます。

目的はリラックスすることですから、力を入れないイメージを持ちながら左右の脚を振ります。慣れてきたら、左右の足を踏み替えて交互に振るようにするとよいでしょう。

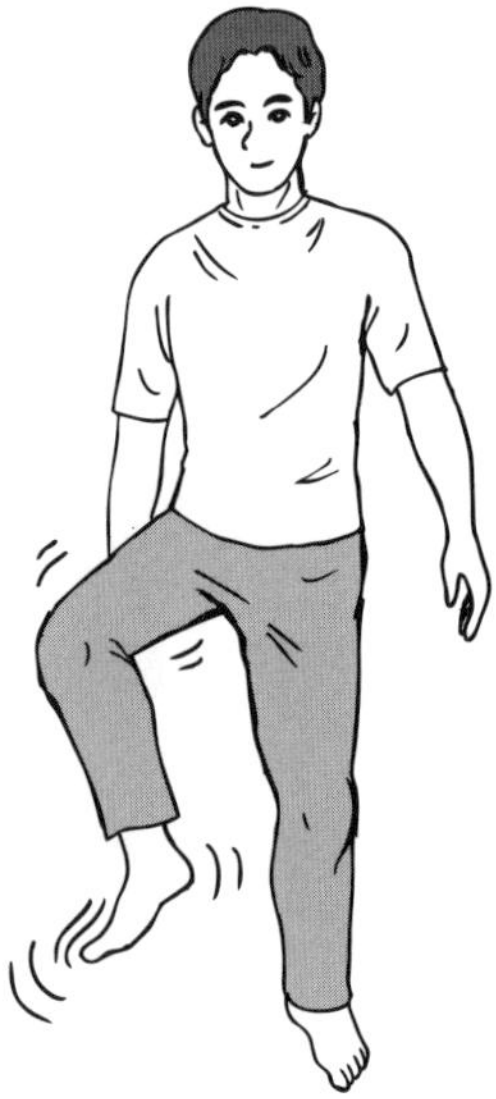

レッスン

胴体を揺する

頭・肩・上肢・下肢と揺すってリラックスしてきたら、最後は胴体を揺すりましょう。これはかなり難しいかもしれません。身体全体をリラックスさせて揺することが大切です。

最初はうまくいかなくても、身体全体をゆるめるイメージで挑戦してください。徐々に身体が揺すれるようになってきます。

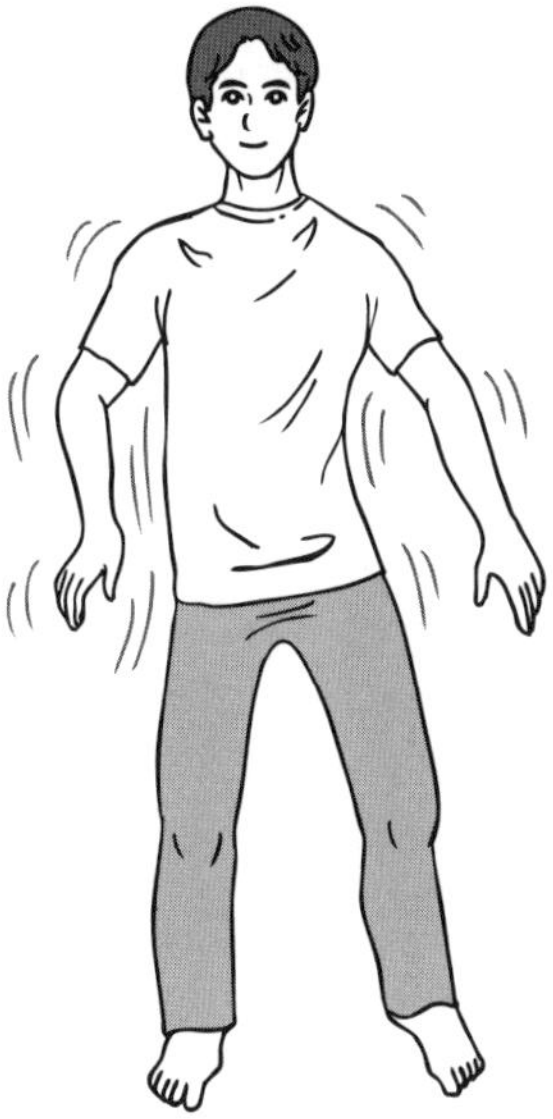

2 放鬆功

次に紹介するのは「放鬆功《ほうしょうこう》」という気功法です。

「放鬆」とは「リラックス」のことです。

ダイナミクスリラクゼーションで身体がゆるんだら、放鬆功によってさらにリラックスしていきましょう。放鬆功に取り組むと、それまでとは比較にならないほどのリラックスを得ることができます。

まず、十分にリラックスできる姿勢を確保してください。もっとも効果があるのは仰臥姿勢です。仰向けに寝ることです。

仰臥姿勢でなくても、ソファーに座っても、椅子に楽な姿勢で腰かけてもかまいません。上級者になれば立位姿勢や歩いているとき、また日常生活の中でもできるようになります。

楽な姿勢を確保したら、身体の各部分に意識を置いてリラックスしていきます。意識を置く身体の部分や順序は決まっていませんが、なるべく身体を細かいパーツに分けて意識を向けたほうが効果があります。

ここでは、セミナーなどでご紹介している順序で説明していきます。

レッスン

身体の前面

まず、頭頂（頭のてっぺんとその周辺）に意識を置いてリラックスします。心の中でゆっくりと一から一〇まで数えます。一、二、三……と数が増えるにしたがって、頭頂とその周辺が脱力していくイメージを持ちます。次に、額《ひたい》です。額に意識を置いて同じ要領で脱力します。

この要領で、次にあげる部分をゆるめていきます。

（1）両目とその周辺　（2）鼻とその周辺　（3）頬（ほっぺた）

（4）あご（5）のどの前面（6）鎖骨とその周辺（7）胸（大胸筋あたり）（8）みぞおちとその周辺（9）腹部（10）下腹部
（11）大腿部の前面（12）膝とその周辺（13）下腿部（すね）の前面
（14）足の甲（15）足の指

レッスン

身体の後面

「足の指」までゆるめたら、次は頭部に戻って身体の後面をゆるめます。

（1）後頭部（2）首の後ろ（3）肩甲骨とその周辺（4）背中
（5）腰（6）臀部（お尻）（7）大腿部の後面（8）膝の裏
（9）ふくらはぎ（10）アキレス腱（11）かかと（12）足の裏

レッスン

身体の側面

次は頭部に戻って、身体の側面をゆるめます。

（1）側頭部　（2）両耳とその周辺　（3）首の側面　（4）両肩
（5）上腕（肩から肘まで）（6）前腕（肘から手首まで）（7）手の甲
（8）手のひら　（9）手の指　（10）体側（脇腹）（11）腰の側面
（12）大腿部の側面　（13）膝の側面　（14）下腿部の側面　（15）外くるぶしとその周辺　（16）足の側面（小指側）

レッスン

身体の内部

次は臓器などをイメージしながら、身体の中をリラックスさせていきます。

（1）脳（頭蓋骨の中）（2）口の中（3）食道（4）胃（5）十二指腸（6）小腸（7）大腸（8）直腸（9）心臓（10）肺（11）肝臓（12）膵臓（13）大腿部の内側（14）膝の内側（15）下腿部の内側（16）内くるぶし（17）足の内側（親指側）

このように、臓器をイメージして身体の内部をゆるめ、引き続き下半身の内側をゆるめていきます。

最初は、ゆるめるパーツはもっと細かくてもかまいません。左右のパーツを別々にゆるめる方法もあります。たとえば「両目とその周辺」を「右目とその周辺」、「左目とその周辺」というように分けてもかまいません。

ほとんどの方々は、このようなリラックスの仕方を試みたことはないと思います。初めて放鬆功に取り組んだ方は、その効果に驚かれるでしょう。

3 イメージトレーニング

放鬆功で十分にリラックスを得ることができる方々はよいのですが、中には不十分に感じる方もいらっしゃいます。

そのような方々には、イメージトレーニング（deflate the air）をご紹介しています。「deflate the air」とは「空気を抜く」ということで、身体の中の空気を抜くイメージを使ってリラックスする手法です。

放鬆功とイメージトレーニングを両方行なう必要はありませんが、よりリラックスできるほうを選択して実践してください。

まず、放鬆功と同様に、自分でもっともリラックスができる姿勢をとってください。仰向けに寝たり、ソファーなどに座るとよいと思います。

そして、（1）～（6）のようにイメージしていきます。

レッスン

deflate the air（空気を抜く）

（1）自分の身体がゴム風船でできているとイメージします。
（2）左右の大腿部（太もも）、左右の腕、胸、頭のてっぺんの六カ所にバルブがついているとイメージします。
（3）右の大腿部についているバルブを開きます。心の中で「一、二、

三、四……」とゆっくり二〇まで数えながら、右脚全体から空気が抜けていくところをイメージしてください。脚のつけ根から足指までの空気を抜いていきます。

（4）二〇まで数え終わったら、まだ右脚に残っている空気を抜いてください。

（5）ゴム風船を想像して、右脚がぺちゃんこになったところをイメージします。

（6）同様に、「左脚」、「右腕」、「左腕」、「頭頂」、「胸」のバルブを開けて空気を抜いていきます。
頭頂のバルブからは首から上、胸のバルブからは首から脚のつけ根までの空気を抜くイメージです。身体の空気が抜けた……………

ら、まだ空気が十分に抜けていない部分があると思います。

その部分の空気をイメージで抜いてください。

……………

私のセミナー参加者にお聞きすると、四割程度の方が、放鬆功よりイメージトレーニングのほうが深いリラックスが得られると話しておられます。

4 ゆるしのトレーニング

深いリラックスを得る方法として、ダイナミクスリラクゼーション、放鬆功、イメージトレーニング（deflate the air）とご紹介してきました。

しかし、これらのエクササイズを実施しても、十分なリラックスを得られたと感じられない方もいらっしゃいます。それらの方々に共通しているのは、「心がゆるんでいない」ことです。実は、そのような方は心の中にゆるせない人がいるのです。「ゆるす」は「ゆるむ」につながります。ゆるすことのできない人がいるうちは、深いリラックスを得ることはできません。

以下、「ゆるしのトレーニング」を行なっていきましょう。

レッスン

相手をゆるす

（1）仰向けに寝たり、ソファーなどに座って、リラックスして軽く目を閉じます。

（2）過去の不快な出来事を思い出してください。そのとき、不快な感情を持たないようにします。

過去のゆるせない人は誰でしょうか。父親でしょうか、母親でしょうか、兄弟でしょうか、他人でしょうか。ゆるせない人がわかったら、その人を思い出してください。

（3）心の中のゆるせない人に、「ゆるします」と宣言してください。実際に会う必要はありません。心の中でその人に向かって、「私はあなたをゆるします」と語りかけてください。

あなたは誰に語りかけたでしょうか。

深いリラックスを妨げるゆるせない人は、実は「自分」であることも多いのです。自分をゆるせないため、自分自身に対する安心感がありません。自分への不安感がリラックスを妨げているのです。

私たちはひとりではありません。常に、自分ともうひとりの自分がいます。もうひとりの自分とは、「本当の自分」といってもよいと思います。言い換えると、「理想の自分」「最高の自分」です。

この「本当の自分」が現実の自分を見ています。生まれてからこれまでのすべてを知っています。よいこともそうでないことも、本当の自分は見てきたのです。

「現実の自分」を「本当の自分」に隠すことはできません。ですから、案外「自分」を嫌いになる人が多いのです。

レッスン

自分をゆるす

あなたは自分が好きですか？

自分を好きになることは、とても大切で有意義なことです。

とはいえ、自分に向かって「私をゆるす」と何度も語りかけても、なかなかゆるせるものではありません。長い間、自分自身に嫌悪感や罪悪感を抱いてきた場合はなおさらです。

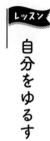

そこで、自分をゆるすためのレッスンをご紹介します。

(1)生まれてからこれまでの出来事を具体的に思い出してください。そして、自分を好きになった出来事、幸福感を得た出来事、うれしかった出来事、自信を深めた出来事などを思い出して紙に書いてください。最低五個以上、できれば一〇個くらい書いてください。

(2)軽く目を閉じます。一つ一つの出来事を思い出してください。そして、そのときの気分や感情を味わってください。そうです。あなたは自分を好きで、自分は幸福であると感じた過去があるのです。その過去の出来事を思い出すようにしてください。

（3）三週間ほど、一日に一五分くらい時間をとって、この作業をしてください。三週間も続けると、自信を徐々に取り戻している自分に気づくことでしょう。過去に自分を好きになったとき、幸福感を感じたときを思い出すことを習慣にします。

自分をゆるしたり、自分を好きになることとは、人生を歩むうえでとても大切なことです。私たちは幼少のころから、他人と仲よくしたり、他人に親切にするように教えられます。協調性があることがよいこととも教わります。

たしかにそうなのですが、他人と仲よくしたり親切にしたりする前に、自分と仲よくすること、自分に親切にすることを学ばなければなりません。

あなたは、ひとりでいることが好きですか？

人によっては、ひとりでいることがとても苦手な人がいます。常に人に囲まれていないと安心できない人もいます。そのような人は、交友関係が広く、一見協調性があるように見えます。しかし多くの場合、自分がきらいであることが多いのです。

人はひとりでいることはできません。常に本当の自分と一緒です。ひとりになることが苦手な人は、もうひとりの自分と「ふたりっきり」になることがいやなのです。きらいで許せない人と一緒にいるのはいやだからです。ひとりでいるときらいな自分と一緒なので、リラックスすることなどできません。

ここでご紹介した「ゆるしのトレーニング」で徐々に自分を好きになってください。

キーワードを決める

さて、「リラックス法」としてここまで四つの方法、ダイナミクスリラクゼーション、放鬆功、イメージトレーニング(deflate the air)、ゆるしのトレーニングをご紹介してきました。

これらを実践されると、これまで自分自身がいかにリラックスしていなかったかに驚かれると思います。あせらずに、深いリラックスが得られるまで実践してください。

深いリラックスを得ることができたら、今度は一瞬にしてその状態を作り出す方法を学びましょう。

まず、自分で「キーワード」を決めてください。たとえば、「リラ〜ックス！」とか「カラダよ静まれ……」など、なんでもかまいません。自分自身で深いリラックスがイメージできる「キーワード」を決めます。

そして、リラックス法によって深いリラックス状態に入ったら、そのキーワードを繰り返し唱えてください。

リラックスした身体の状態とキーワードがリンクされると、キーワードを心の中で唱えるだけで深いリラックスが得られるようになり、一瞬でリラックス状態を作り出すことができます。

一般には、三週間もトレーニングすれば、キーワードによって深いリラックスが得られるようになります。

この手法は一度手に入れると一生使うことができますので、ぜひマスターしましょう。

気功法――「無限力開発法」の実践②

四つの「リラックス法」で十分なリラックスが得られるようになったら、次は「気功法」のトレーニングに取り組んでください。

1 スワイショウ

「スワイショウ」は、上肢（腕）を振るだけの簡単な気功法です。

しかし、スワイショウで十分な効果を上げるためには、「立ち方」を学ぶ必要があります。この立ち方は、次に学ぶ「站椿功」でも必要な立ち方です。

その場に立ってみてください。日ごろ、あなたはどのように立っているでしょうか。

日本人の多くは骨盤が後傾しているといわれています。骨盤の後傾は、とても動きにくい姿勢です。特に腕の動きを妨げます。

それでは、まず立ち方を習得しましょう。

レッスン 立ち方

(1) 脚を腰幅(骨盤幅)に開き、足先はやや開きます。
(2) 膝を少し曲げ、骨盤を前傾させます。お尻が少し後ろに出るイメージです。
(3) その骨盤の上に楽に上体をのせます。腕はだらりと下げ、あごは引くのではなく、ゆるめて少し出すようにします。頭の

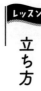

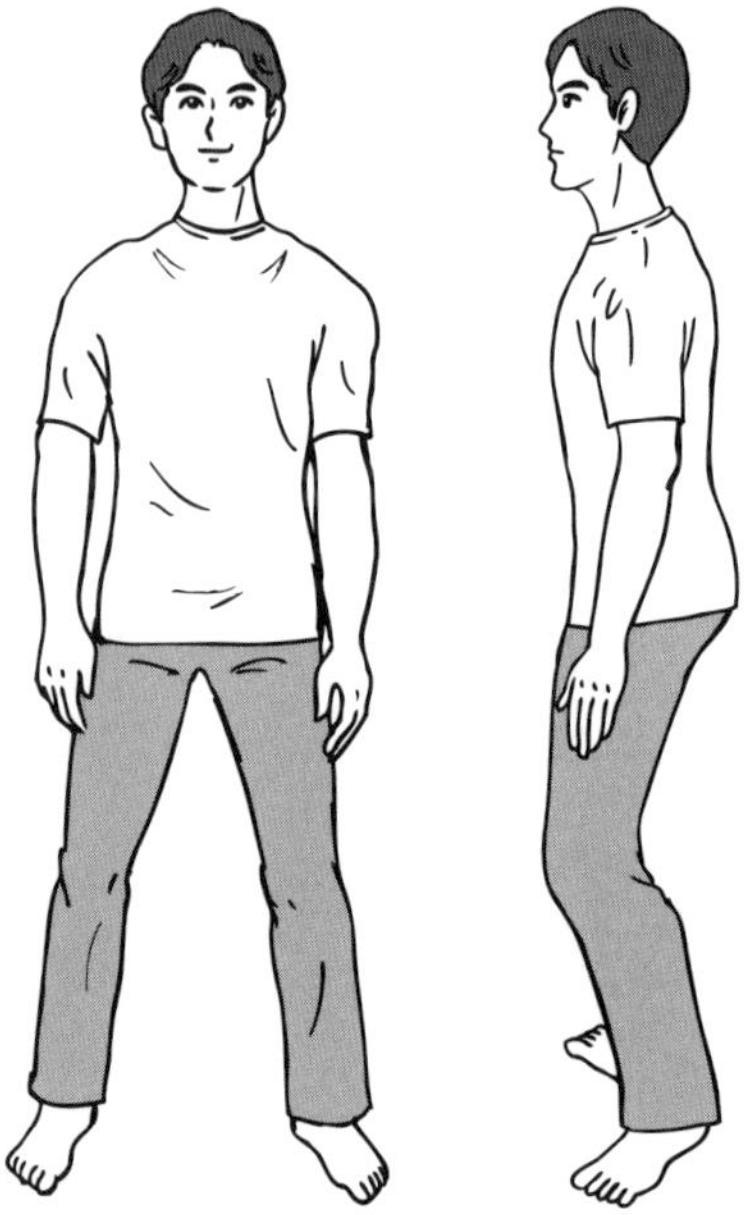

位置や胸の張り方などを調整して、もっとも楽に立てるポジションを見つけましょう。

（4）横から見たときに、頭頂・肩・大転子（大腿骨上部の出っ張った部分。股関節の位置）が垂直に並ぶと理想的です。
もっとも重要なのは重心を落とす位置です。立ったとき、足の裏の拇指球付近（親指の付け根のふくらんだ部分）に圧力がかかっていないでしょうか。足の裏のかかと、そしてアウトエッジ側（足の裏の小指側）に足圧を感じるように立ってみましょう。


この立ち方は、リラックスを長く保持することができます。とても安定感があるのです。その威力を実感してみましょう。

まず、普通に立ちます。同じくらいの体重の人が背中側に回って、立っている人の脇の下から腕を入れ、後ろから抱え上げてください。同じ程度の体重であれば、楽に持ち上げることができます。

次は、骨盤を少し前傾させ、足の裏のかかととアウトエッジに圧力がかかった立ち方に変えてみましょう。今度はなかなか上がらないはずです。不思議ですが、立ち方を変えるだけで重さの感じ方が変わってしまうのです。

この立ち方は、最初は前屈みになっているように感じるかもしれません。骨盤が前傾したために、上体が前に倒れていると脳が錯覚しているからです。鏡を見たり、写真を撮って確認すると、ほぼ垂直に立っていることがわかるはずです。

立ち方を習得したら、次はスワイショウに挑戦してみましょう。

スワイショウにはさまざまな方法がありますが、本書では二つの方法をご紹介します。

レッスン

前後のスワイショウ

（1）リラックスして、前項で学んだ立ち方をします。

（2）十分にリラックスしたまま、両腕を後ろから前に放り出すように振ってみましょう。肩甲骨から先の腕全体を前方に放り出すようにします。

（3）腕全体の重みを感じるように心がけます。腕が重く感じられれば感じられるほど、リラックスできていることを意味しています。腕の重みが十分に感じられない場合は、両手にペットボトルなどを持って振るとよいでしょう。

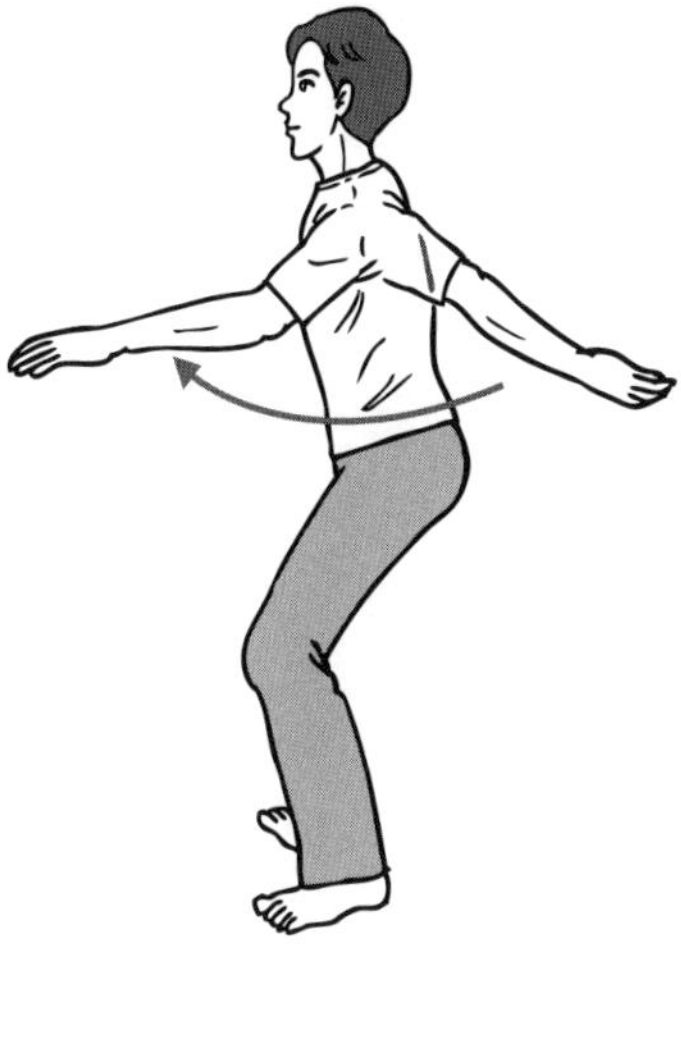

レッスン

左右のスワイショウ

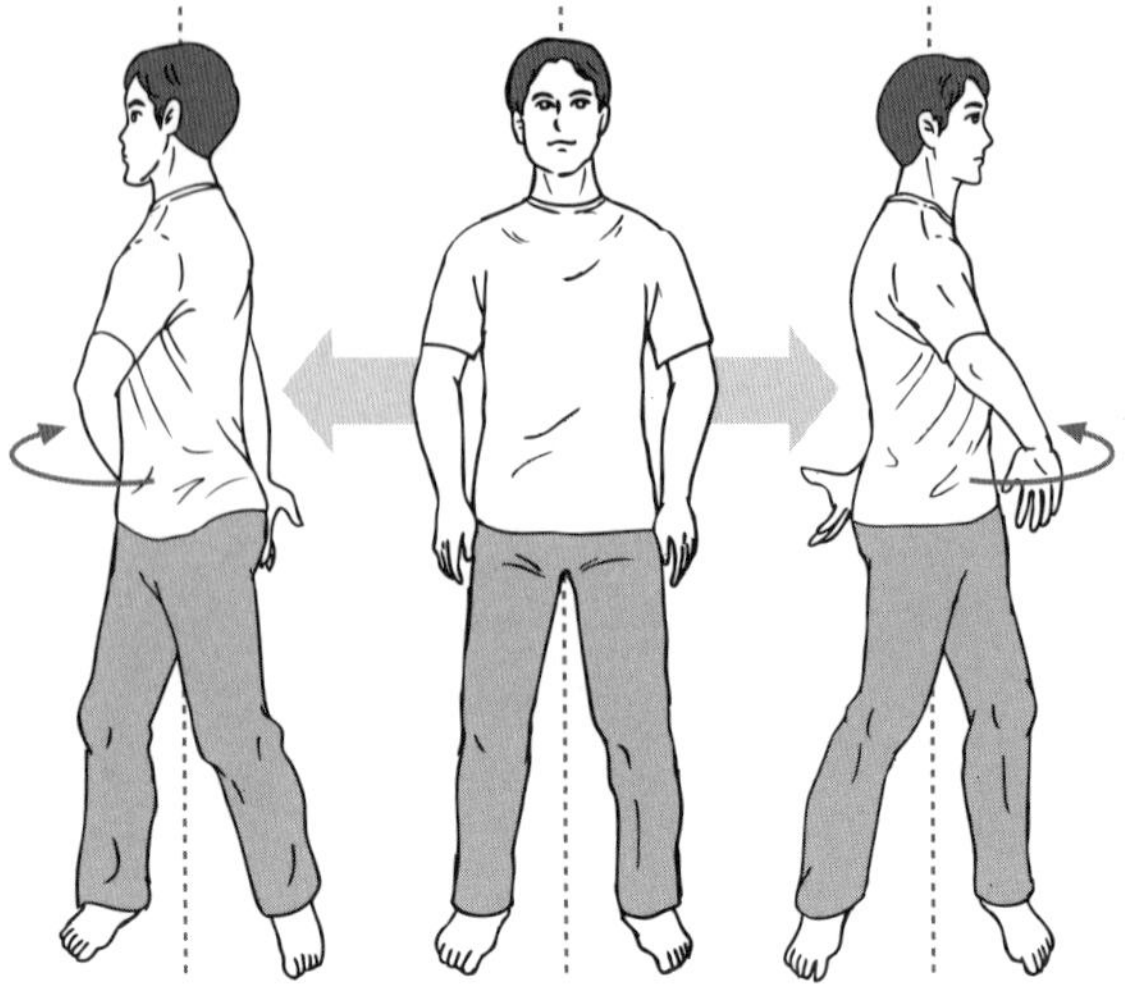

（1）前後のスワイショウと同じように立って、リラックスします。

（2）両腕の力を十分抜いたまま、身体を左右に回転させます。

（3）リラックスしながら、左右の腕が胴体に巻きつくようにします。決して腕を動かそうとしてはいけません。この方法でも、腕の重みを十分に感じることが大切です。

スワイショウは、片側で一回、左右で二回と数えて二〇〇回程度、自分がもっともリラックスできる速さで行なってください。

2 站椿功

それでは、いよいよ「站椿功《たんとうこう》」に取り組んでみましょう。

站椿功は気功の中でも代表的な気功法ですので、ご存じの方も多いと思います。中国武術などでは、鍛錬法として站椿功を長時間行なうこともありますが、私は站椿功を「リラックス」を習得する最終段階ととらえています。「スワイショウ」とセットで実施することで、さらに深いリラックスが感じられます。

レッスン

站椿功

（1）スワイショウと同じように立って、リラックスします。

（2）両腕を前に上げて、ボールを包み込むように保ちます。

（3）両腕を水平に保つとリラックスできない場合は、手の位置をおへその前あたりにしてもかまいません。それでも上肢（腕）に力みが入るときには、だらりと腕を下げてみてください。

站椿功は、目を軽く閉じていてもかまいません。上達してくると、目を開けたままでも同じ効果を得られるようになります。呼吸は特に意識しないでよいですが、気道を閉じないようにしましょう。

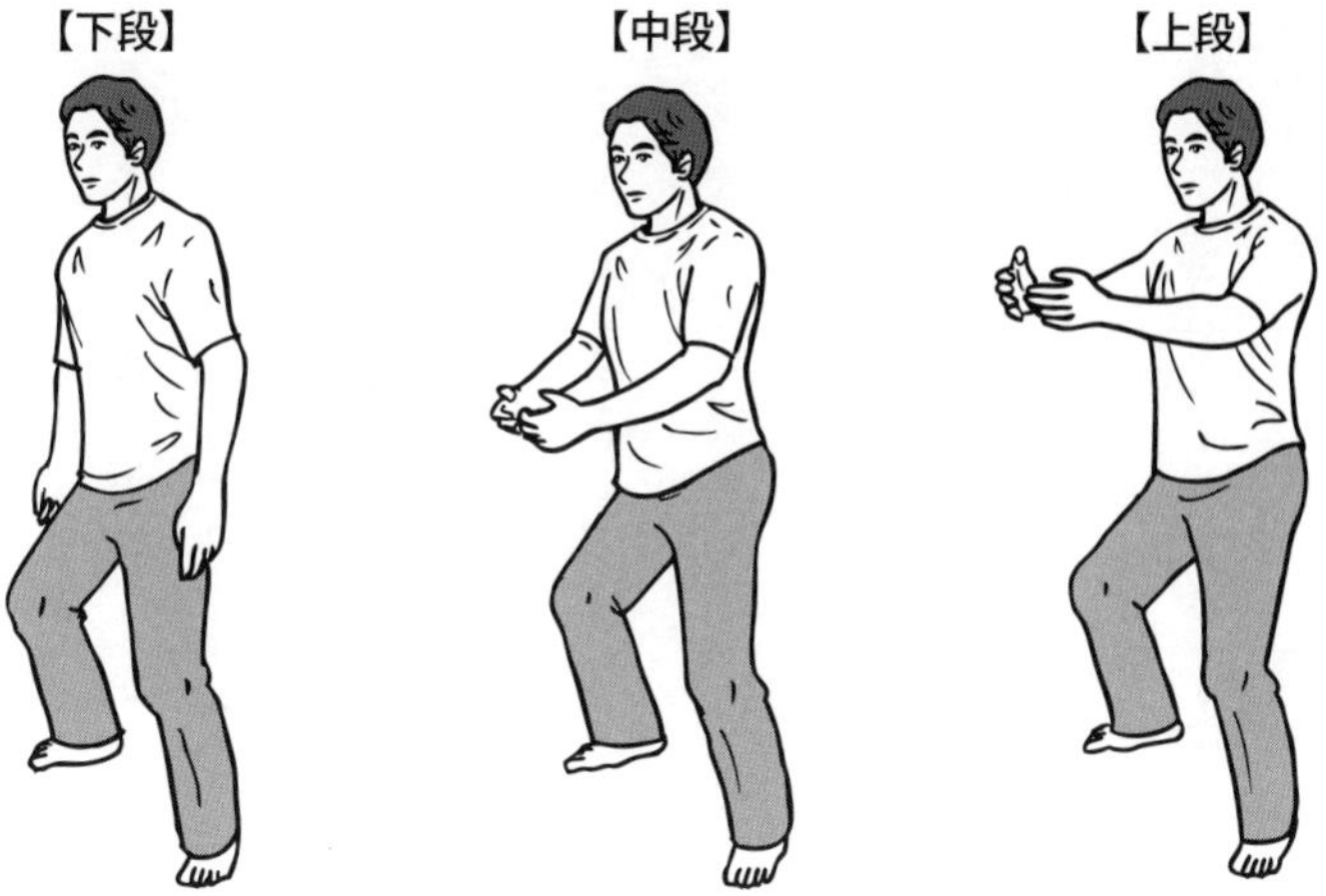

站椿功を実施する時間は、五分を目安とします。長時間行なう必要はありません。逆に、長時間の実施は緊張を増すことがあります。頑張らないことが大切です。

站椿功を行なうと、多くの方に「自発動」が見られます。

「なみあし身体研究所」が主宰するセミナーでは、初めて気功法を体験する方でも半数以上に自発動が出ます。本書を読まれてひとりで実施される場合は、二〜三カ月かかるかもしれません。

私自身も舩津先生から站椿功を教えていただいて、ひとりでトレーニングを開始してから自発動が現われるまでに四カ月ほど要しました。しかし、その後に開発したメソッドを実践すれば、短期間で自発動が発現します。

自発動は、いきなり身体が左右に回るように明確に動くことはほとんどありません。最初はバランスを崩したような感覚になります。静止して立っていられない感じです。しかし、継続していくうちに明確な動きとなってきます。場合によっては、その場に立っていられなくて歩き出す人もいます。腕がグルグルと回る場合もあります。動きは人によってさまざまです。

自発動は、止めようと思えば自分で止めることができます。初めは怖い感覚があるかもしれませんが、ご自身の自然な動きにまかせてみましょう。

站椿功をはじめてから、なかなか自発動が出ない方もいます。そのような場合は、両腕の「形《かたち》」を変えてみましょう。

氣を感じたり、操作するときに大きく影響するのが、両腕の状態（形）です。手を身体から遠ざけたり、近づけたりしてみましょう。氣を感じる腕の形になると自発動が出はじめます。

しかし站椿功は、自発動を発現させることだけが目的ではありません。あせらずに継続してみましょう。

3　氣を感じる身体をつくる

「氣力」とともに日常生活が送れるようになると、不思議なことが次々と起こります。たとえば、私はふらりと書店に立ち寄ることがあります。別に購入したい本があるわけではありません。ぶらぶらと歩きながら「自発動」に身をまかせているとそうなるのです。

氣を感じることができるようになると、自分の意志とは関係なく歩けるようになります。意志とは関係がないので、どこに向かうかわかりません。

そのようにしていると書店に立ち寄ることになり、ふと一冊の本の前に導かれます。手にとると、現在の自分に必要な知識が得られる本だったりします。

また、文章を書いていて行き詰まった場合なども、站椿功で自発動が出るときと同じ状態になって、キーボードの上に手を置いてみます。

しばらくすると、書く内容がイメージされて指が動き出します。自分で書いているのか、何かに書かされているのか、区別がつかない状態です。

さらに、講演や講習会などでも氣力を操作すれば、話す内容をあらかじめ決めておく必要もなくなります。受講者と一体になるイメージを持つと、勝手に話す内容が浮かんでくるのです。

さて、早く「動作法」や「歩行法」を行ないたいところですが、動作法のトレーニングに入る前に取り組んでいただきたいことがあります。

動作法を身につけるための身体をつくることです。

氣を感じることができるようになり、いきなり動作法を学んでもほとんど効果がありません。動作法を習得するための「身体」を手に入れる必要があるのです。

ここでは、一般の方々が日常生活に氣力を取り入れるための身体をつくるトレーニング、「体幹トレーニング」と「外旋トレーニング」をご紹介します。

■体幹トレーニング

「体幹」とは「胴体」のことです。「胴体」のリラックスと柔軟性を高めることによって、「氣力」が身体を動かす土台をつくることができます。

近年、体幹の機能に注目が集まり、体幹を鍛えるトレーニングが流行しています。しかし、それらのトレーニングは体幹の柔軟性や動きを高めるものではなく、体幹の筋力をアップさせて固めることが目的になっているようです。

たしかに体幹の筋力を高めることは大切なのですが、体幹を固めてしまうと「氣」のエネルギーを動作に取り入れることができません。

ここで紹介する「体幹トレーニング」は、体幹の筋力アップや強さを求めるものではありません。このことを十分に理解して取り組んでください。

体幹のトレーニングは「開く・閉じる」「伸ばす・縮める」「ひねる」「つぶす」の四つの方法があります。

まずは、「開く・閉じる」です。これは胸を開いたり閉じたりするトレーニングです。

レッスン

体幹トレーニング――開く・閉じる

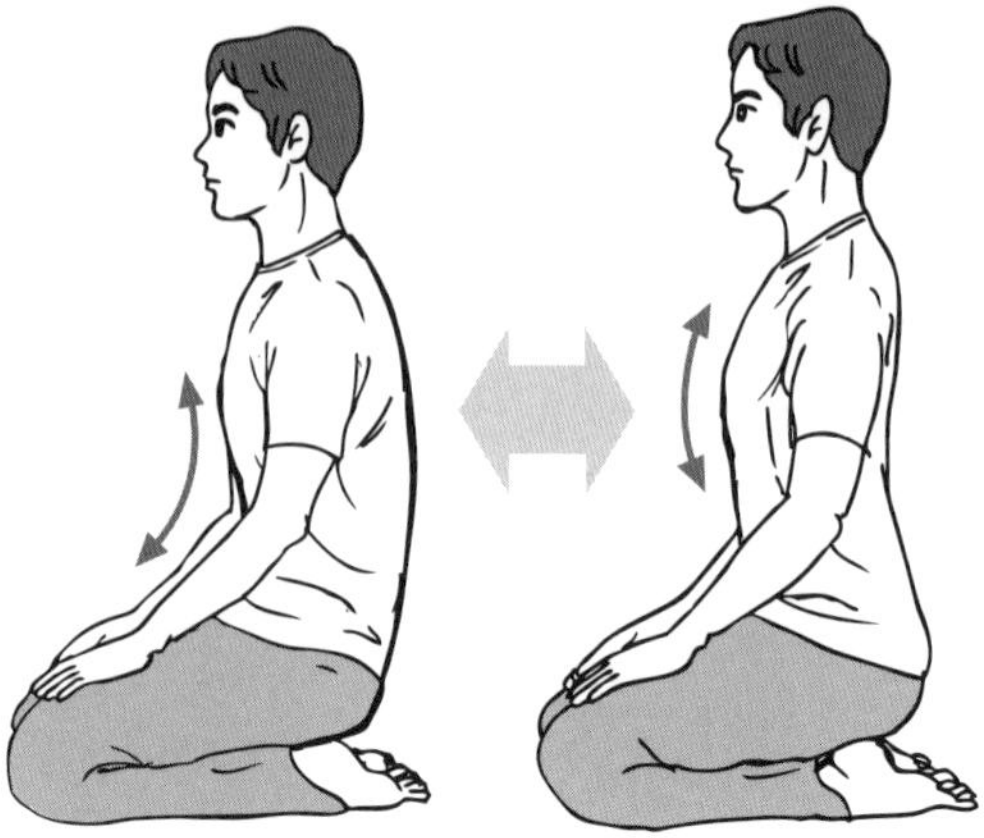

（1）正座をしてください。正座ができない方は椅子に座ってもけっこうです。

（2）その状態で胸を開いたり閉じたりします。胸を開いたり閉じたりすると、体感が縦（上下）に張り、骨盤の傾きが変わります。

（3）この動作を二〇回ほど繰り返してください。

正座や椅子に座って動作ができるようになったら、長座（脚を前方に伸ばして座る）で行なってください（中級）。一般の方は、長座で腰（骨盤）がスムーズに動くようになれば十分です。毎日、続けてみてください。

また、スポーツ選手や武道家の方は、長座で骨盤がスムーズに動くようになったら、徐々に両脚を開いてトレーニングしましょう（上級）。開脚の角度が広いほど腰が動きにくいと思います。

できれば、九〇度以上開いた状態で、正座や椅子に座ったときと同じように腰（骨盤）が動くようになりたいものです。

レッスン

体幹トレーニング——伸ばす・縮める

次は、体側を伸ばしたり縮めたりするトレーニングです。

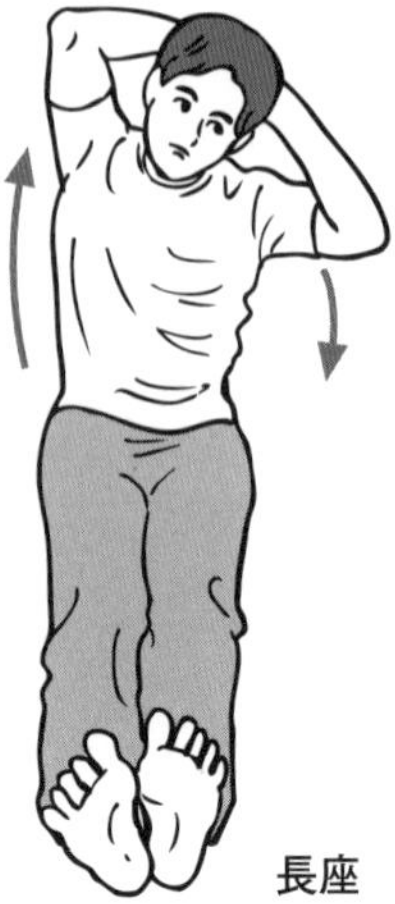

長座

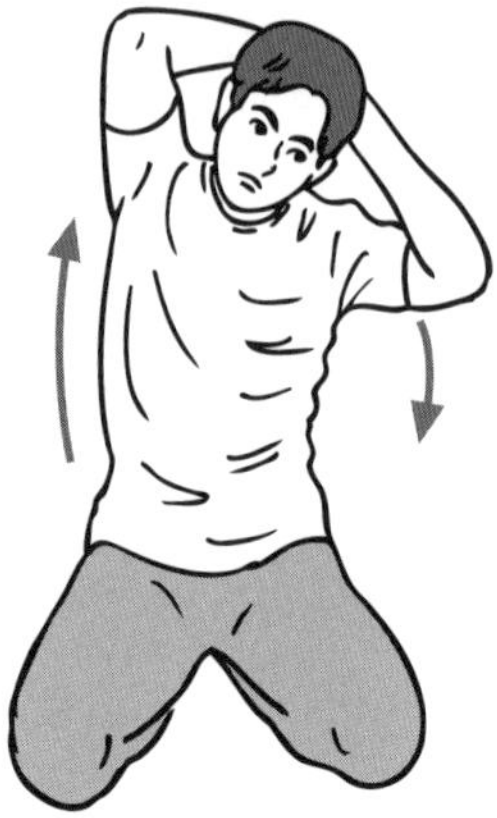

正座

（1）「開く・閉じる」と同じように、正座か椅子に座ってください。

（2）肘を張って、両手を頭の後ろに組んでください。

（3）胴体を横に傾けて、反対側の肩と腰ができるだけ離れるように、傾けた側の肩と腰はできるだけ近づくようにします。つまり片側の体側を伸ばし、反対側の体側は縮めるようにします。

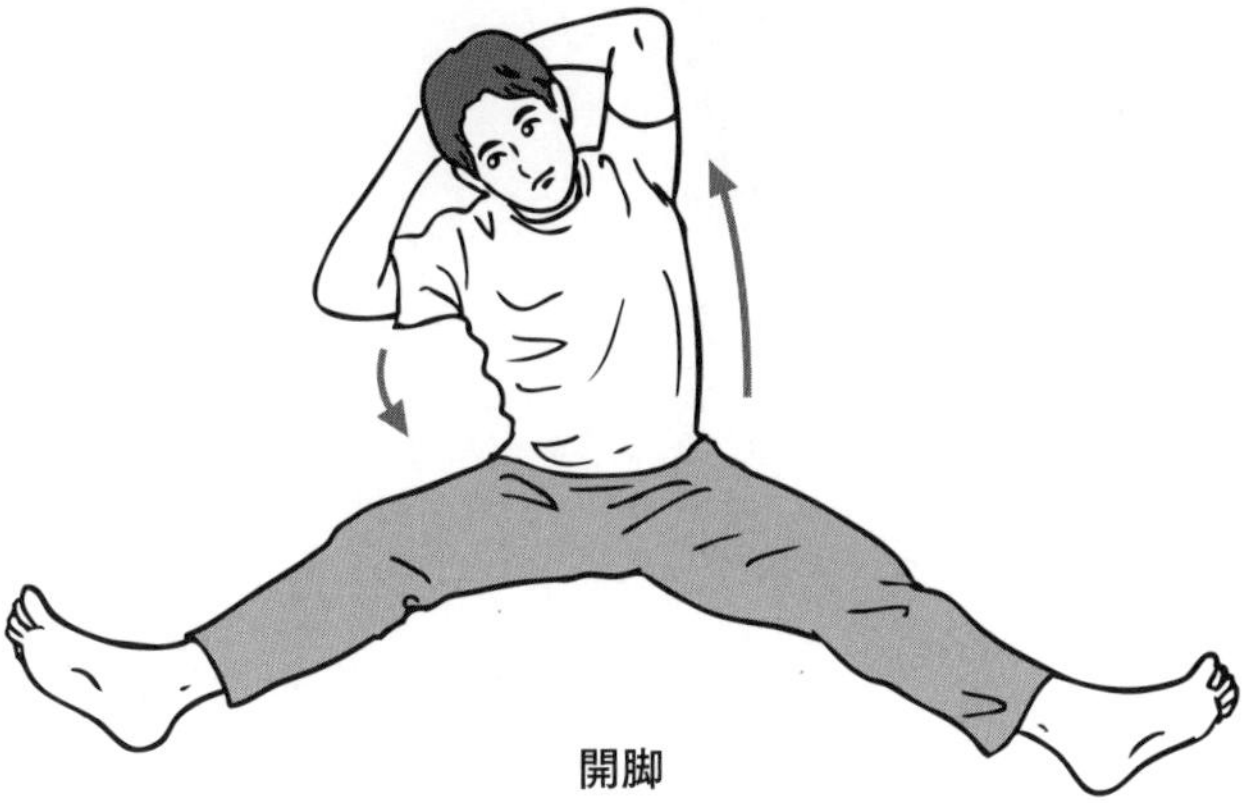

開脚

（4）この動作を左右セットを一回として、二〇回ほど繰り返します。

（5）同様に長座で試みます（中級）。

（6）開脚して行ないます（上級）。

正座や椅子に座ってうまくいかない場合には、立って行なう方法もあります。

両脚を骨盤幅くらいに開きます。片方の手をできるだけ上方に伸ばし、同じように身体を傾けて一方の肩と腰が離れるようにします。反対側の肩と腰はできるだけ近づけます。できる方

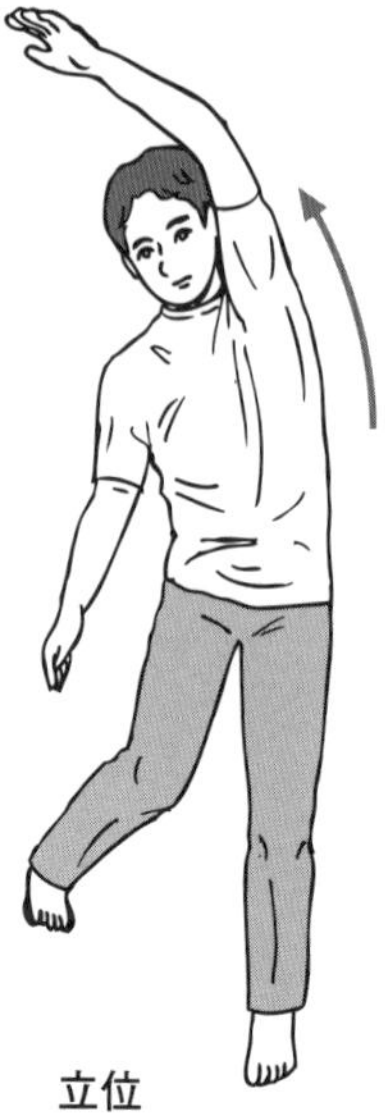

立位

は、そのときに反対側の脚を浮かせてみましょう。五秒ほどその状態を保ちます。

次は反対側の手を上方に伸ばし、左右を入れ換えます。これを二〇回ほど繰り返します。

レッスン

体幹トレーニング——ひねる

次は胴体をひねります。「伸ばす・縮める」と同様に正座か椅子に座って行ないます。両手を頭の後ろに組んで、左右に胴体をひねります。

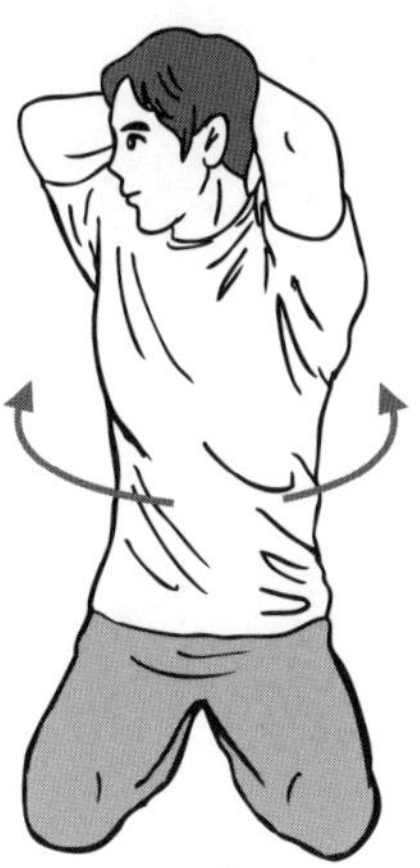

正座

（1）正座か、椅子に座ってください。
（2）肘を張って、両手を頭の後ろに組んでください。
（3）胴体を左右にひねります。そのときに視線が下がらないように注意してください。
（4）この動作を左右セットを一回として、二〇回ほど繰り返します。
（5）同様に長座で試みます（中級）。
（6）開脚して行ないます（上級）。

あなたは左右、どちらにひねりやすかったでしょうか。多くの方は左にひねりやすかったと思います。

余談ですが、私たちの身体は形態的には左右対称ですが、動き方（機能）には左右差があります。たとえば、私たちは立ったときには無意識に左脚に体重をのせようとします。また、右脚より左脚のほうが身体を前進させやすいといわれています。

この左右差を知って動作することも、氣力を日常生活やスポーツ・武道などの動作に取り入れるコツです。

レッスン

体幹トレーニング——つぶす

次は、体幹を左右に平行移動させます。この動作を「つぶす」といいます。

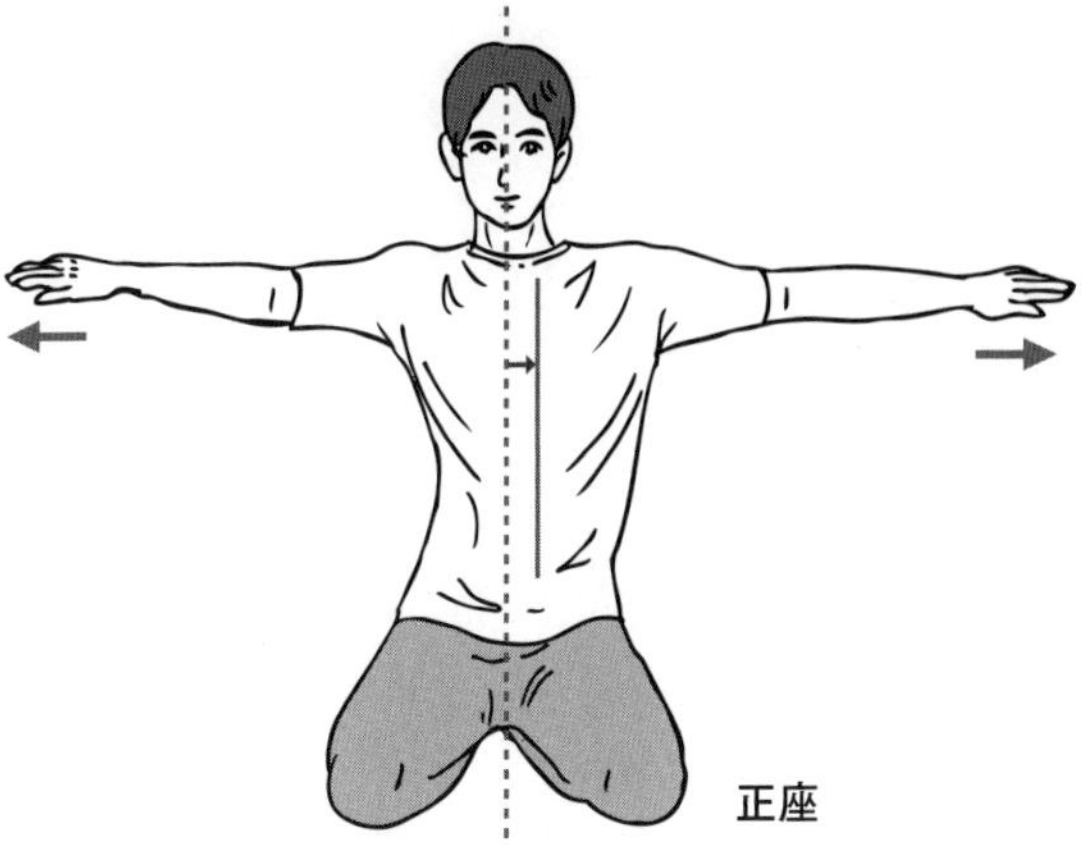

（1）正座か、椅子に座ってください。

（2）両手を左右に水平に上げます。

（3）その状態で、胴体を左右に平行移動させてください。そのときに両腕の水平を保つようにします。

（4）この動作を左右セットを一回として、二〇回ほど繰り返します。

（5）同様に長座で試みます（中級）。

（6）開脚して行ないます（上級）。

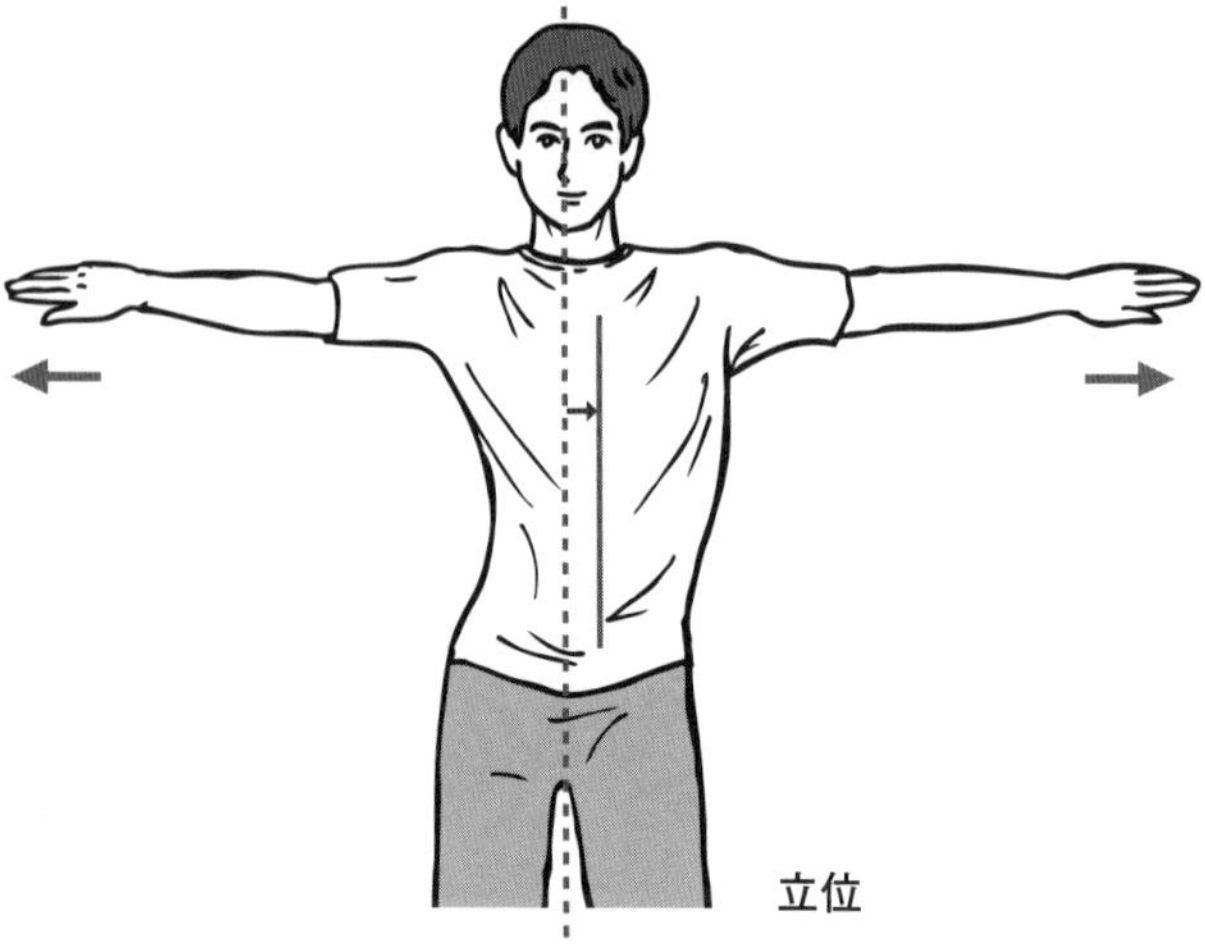

さらに上級を目指す方は、立って行なってください。

両脚を骨盤幅くらいに開きます。両手を水平に上げてください。その状態で体幹を左右に平行移動させます。

立位で腰を固定して、体幹だけを左右に移動できるようになりたいものです。

アスリートや武道家の方は、ぜひ挑戦してみてください。

■外旋トレーニング

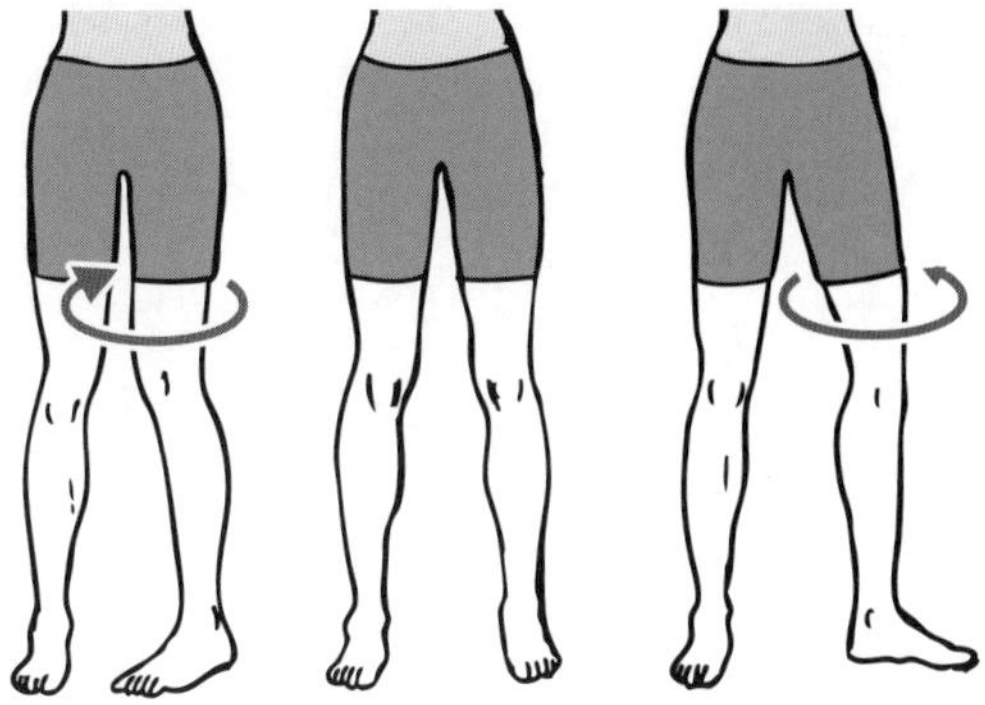

股関節の外旋・内旋

体幹トレーニングとともに取り組んでいただきたいのが、「外旋トレーニング」です。「外旋」とは、腕や脚が外に回ることをいいます。

たとえば腕を下ろしている状態で、手のひらが前を向くように腕全体が外に回ることを「肩が外旋する」、または「上腕が外旋する」といいます。

上腕とは肩から肘までのことです。どちらも同じ意味です。手の甲が前に向けば、「内旋」となります。

また、脚全体が外に回ることを「股関節

が外旋する」といいます。

腕や脚が外旋すること、外旋方向に可動域があること（外側によく回ること）は、氣力を動作に取り入れるためにはとても大事なことです。

昔の日本人は、現代の日本人に比べると肩や脚がとても外旋していました。氣力を感じたり、操作したりすることが容易な身体をしていたといえます。

また、身体の状態と心の状態は密接に関連していますので、肩や脚が外旋すると心も外旋します。

心が外旋するとは、「心が開く」「心が解放される」ことを意味します。逆に、腕や脚が内側に回っているような状態を「内旋」といいますが、その状態は「心が閉じる」ことになります。

日常生活の中で氣力を感じるために、さらには心を閉ざすことなく開くためにも、外旋トレーニングに取り組んでみてください。外旋トレーニングを続けることで、心の状態が改善することも多いのです。

●肩（上腕）の外旋

まず、肩の外旋から取り組みましょう。

そのためには肩甲骨や肩の位置を整える必要があります。

あなたは肩甲骨や肩の位置を意識したことがありますか。ご自身の肩や肩甲骨の状態には無頓着な方がほとんどです。初めに、肩甲骨とその周辺の構造を確認しておきましょう。

腕はどこから動くでしょうか。ほとんどの方は、腕は肩関節（上腕のつけ根）から動くと感じていると思います。

ところが、腕の動きの発端は肩関節ではありません。肩をさまざまな方向へ動かしてみてください。肩は固定されているのではなく、腕と一緒に動きます。腕の動きの起点となっているのはどこでしょうか。

肩関節から体の中央部へ触っていくと鎖骨があります。鎖骨を触りながら肩を動かしてください。鎖骨も一緒に動きます。しかし、胸の中央の骨（胸骨）と鎖骨がつながったところに手を置いて肩を動かすと、その部分はほとんど動きません。この胸骨と鎖骨をつなぐ関節が肩（上腕）の動きの起点です。この部分を胸鎖関節といいます。

肩周辺で体幹の骨とつながっているのは胸鎖関節だけなのです。

【肩甲骨】

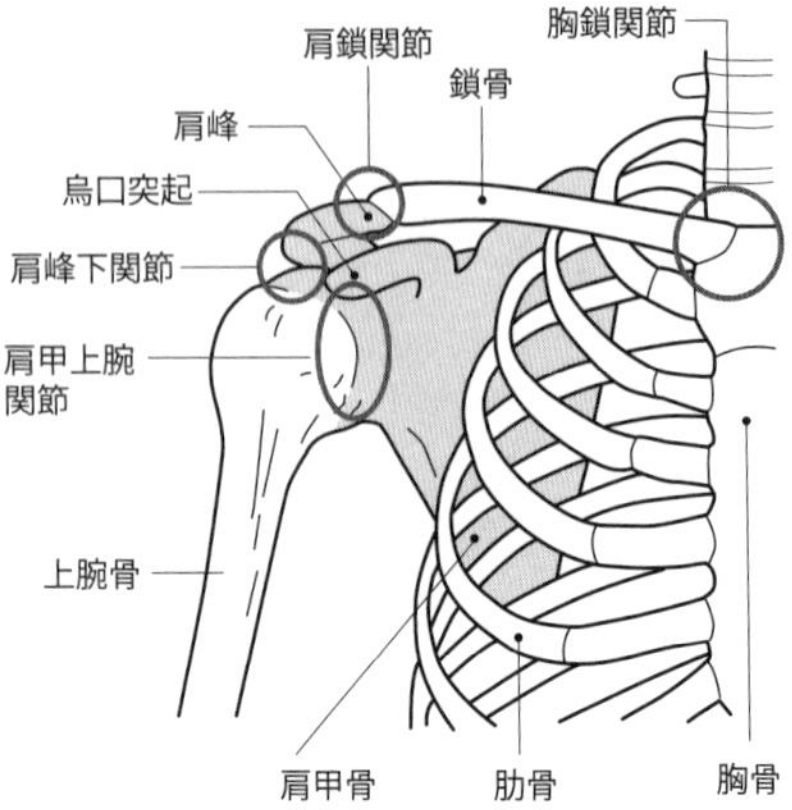

肩甲骨は、背中側にあるおおよそ三角形をした骨です。肋骨はご存じでしょう。鳥かごのような形をしています。その肋骨の上に筋肉がのり、さらにその上に肩甲骨が浮いてのっています。

肩甲骨は、肋骨の上をさまざまな方向へすべるように動きます。

つまり、肩関節、鎖骨、肩甲骨は浮いているわけですが、鎖骨だけが胸鎖関節で胸骨につながっているのです。

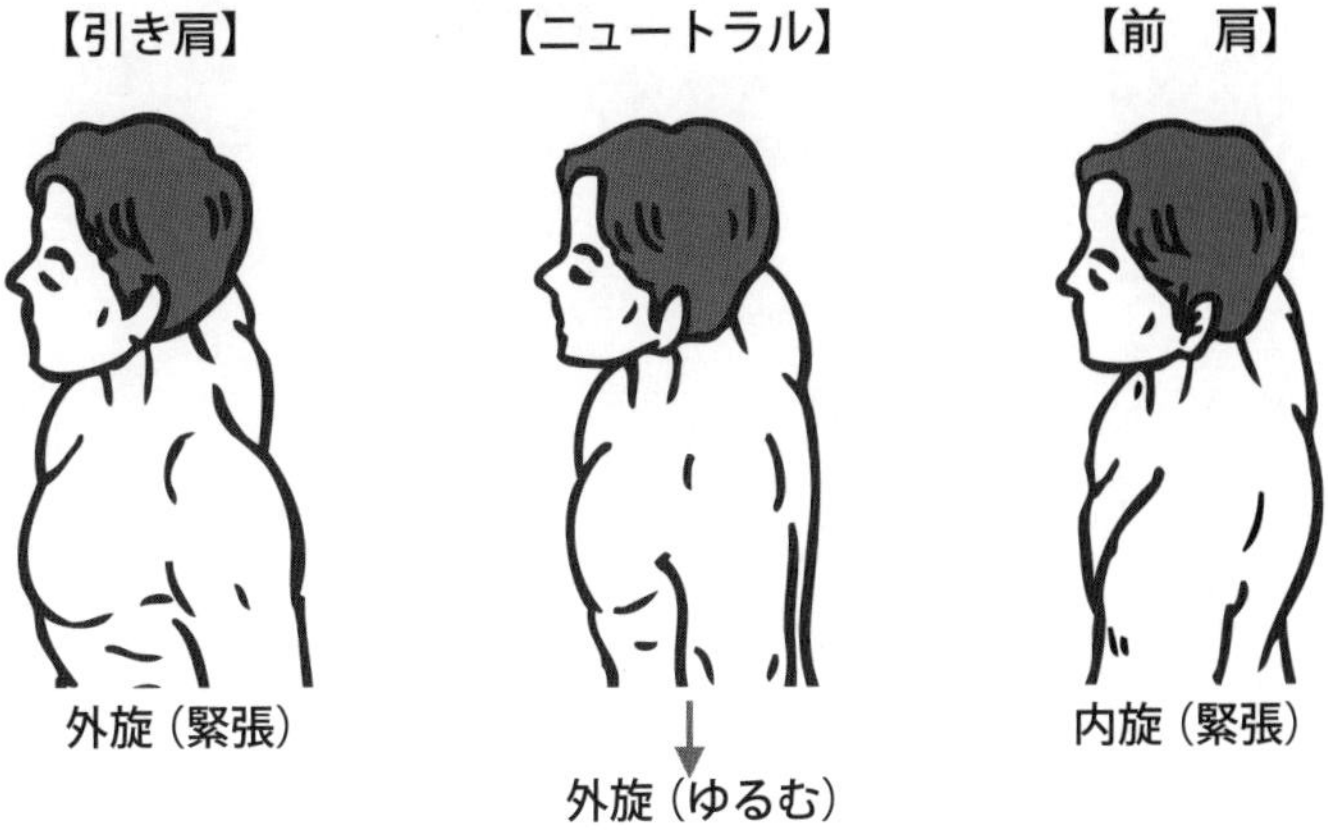

肩甲骨の位置を大きく三種類に分けて説明します。

「前肩《まえかた》」とは、文字どおり必要以上に肩が前方に位置していることをいいます。

現代人の多くは前肩になっています。

近年はパソコンやスマホを長時間使用するので、ますますその傾向が強くなっているようです。

「引肩《ひきかた》」とは前肩の逆で、肩を必要以上に後方に位置させている状態です。前肩や引肩の場合、どちらも肩甲骨周辺が緊張しているため、全身のリラックス状態を得ることはできません。

一方、肩甲骨周辺の筋群がゆるんで、リラックスできる肩の位置が「ニュートラル」なのです。
それでは、ご自身の肩の位置を確認し、肩の位置を「ニュートラル」に保持する方法を三つご紹介しましょう。

レッスン

ニュートラルの肩の位置

（1）立つか、椅子に座ってください。
（2）両腕を垂直に上げてください。
（3）肘を伸ばして真横から下ろします。手のひらを前に向けたまま、両腕を体側に接してください。

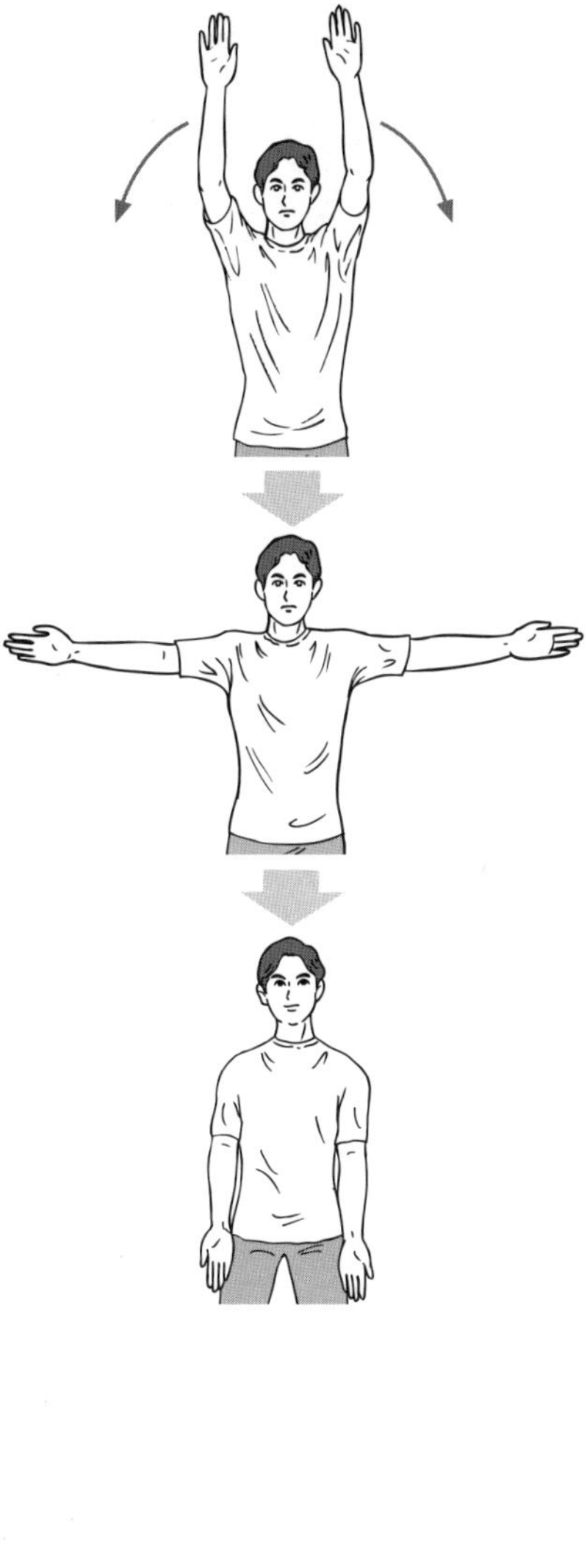

……

（4）その位置が、ほぼニュートラルの肩の位置です。

……

ニュートラルの肩の位置を確認できたでしょうか。

ほとんどの方は、日ごろの自分の肩の位置より後方に位置するのではないでしょうか。つまり前肩になっているのです。

一日に二〜三回でけっこうですから、腕を頭上から真横に下ろして肩の位置を確認する習慣をつけましょう。

レッスン 胡桃を回す

次は、手のひらで胡桃《くるみ》やゴルフボールを回す方法です。胡桃を手のひらで回す鍛錬は、武道などでは肩の位置を整える方法として昔から伝わっています。

胡桃は、肩がニュートラルの位置にあるとクルクルと素早く回すことができます。ですので、回しているだけで自然と肩の位置が整ってきます。胡桃が推奨されたのは、表面のザラザラがほどよい抵抗を生むからです。

（1）胡桃を二つ用意します。胡桃を模したプラスティック製品も市販されています。

（2）片方の手のひらで胡桃を二つ握ります。

（3）胡桃を回します。右手の場合は時計回り（右回り）、左手の場合は反時計回り（左回り）に回します。

（4）両方の手のひらで、それぞれ胡桃を二つ持って回してみましょう（上級）。

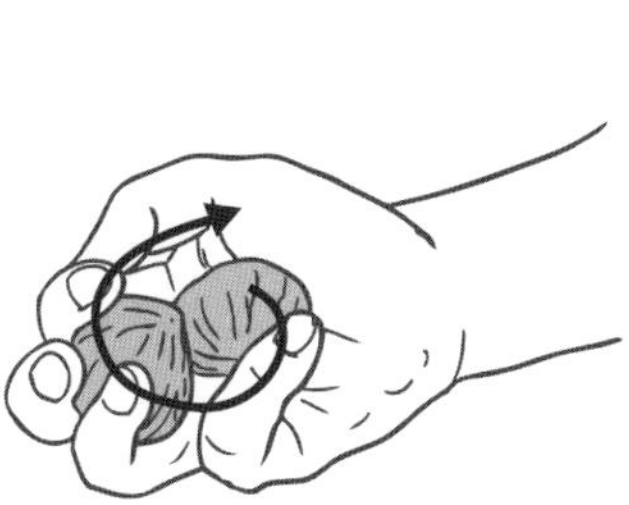

胡桃ではなくゴルフボールでも代用できますが、少し大きいと思います。女性や手が小さめの方は、市販のプラスティック

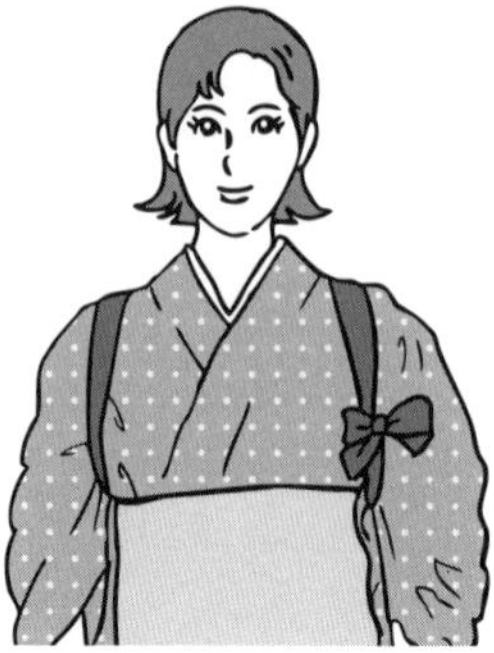

の胡桃がよいと思います。

肩の位置を整えるもう一つの方法は、「たすき掛け」です。

今は、ほとんどたすき掛けをしている人を見なくなりました。たすき掛けは、和服を着用して作業をするときなどに、袖が邪魔になるからするものと理解している人が多いかもしれません。

しかし、たすき掛けの効用はそれだけではありません。たすき掛けをすることで肩の位置が整うのです。

レッスン

たすき掛け

……（1）一〜一・五メートルほどのひもを用意します。直径は〇・五〜……

一センチ程度。材質はなんでもよいです。

（2）ひもの両端を結びます。

（3）中央でひもが交差するようにして、輪っかを二つ作ります。

（4）それぞれの輪っかに腕を通し、たすき掛けにします。

たすきはきつく縛る必要はありません。ひも状のものを肩と背中に掛けておくだけでよいのです。それだけで徐々に肩の位置が整います。そして、無意識のうちに肩甲骨を合理的に操作できるようになります。

体感してみましょう。

段ボールの中に五キロほどの荷物を入れてください。荷物はなんでもけっこうです。

段ボールを床に置いて、持ち上げてみてください。そのときの重さを覚えておいてください。

　次に、ひもなどでたすき掛けにしてください。そしてもう一度、同じように段ボールを持ち上げてください。

　ほとんどの場合、軽く感じると思います。

　たすき掛けを利用することによって、肩甲骨を合理的に動かすことができたからです。

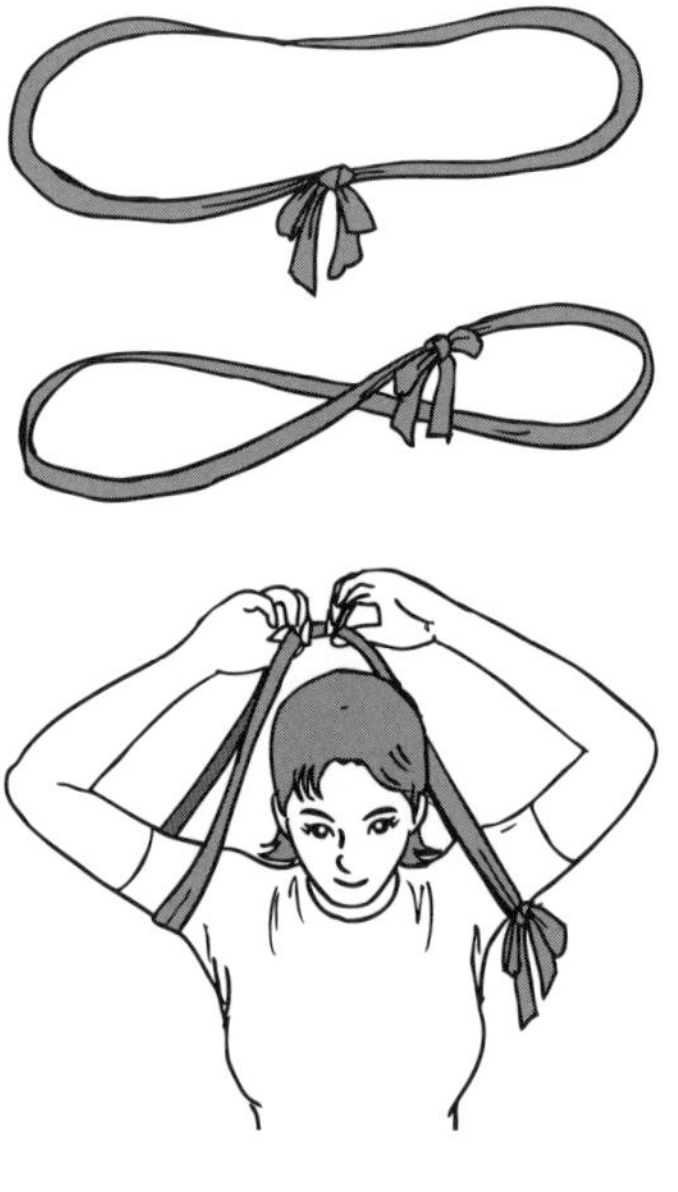

①両端を結び
輪を作る

②輪をねじる

③交差が背中に
来るように
腕を通す

レッスン

肩の外旋トレーニング――親指を使う

肩の位置が整ってきたら、次は肩（上腕）を外旋させるトレーニングに取り組みましょう。ここではとても簡単な方法を二つ紹介します。

まず、親指を外側に振る方法です。

（1）楽に立って、両腕をだらりと下げます。

（2）手のひらが前を向くように、両手を外側に回転させるように振ります。

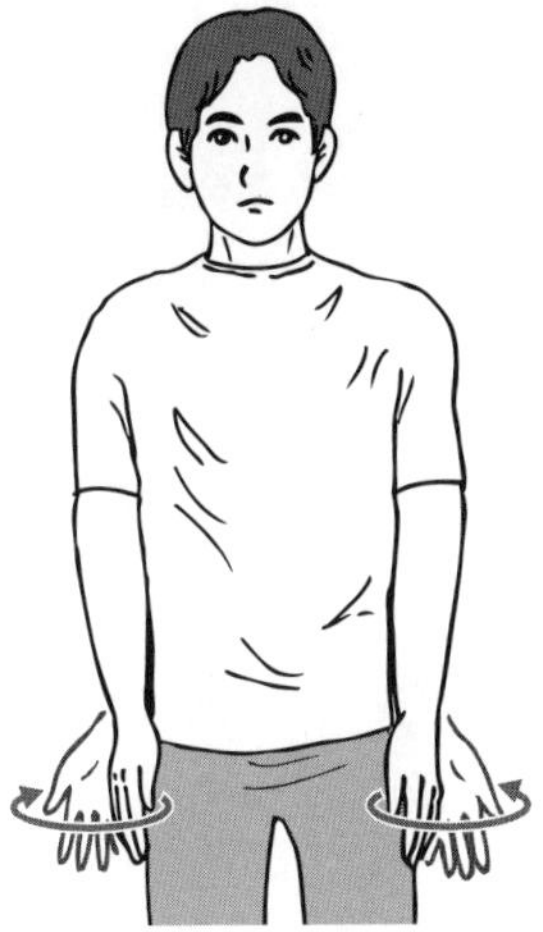

両腕を下げて振る

(3) リラックスしたまま、親指を少し意識して外側に振るようにします。

(4) 次は、両腕を「前へならえ」のように、胸からお腹の高さくらいに上げてください。同様に手のひらが上を向くように、親指を外側に振ってください。

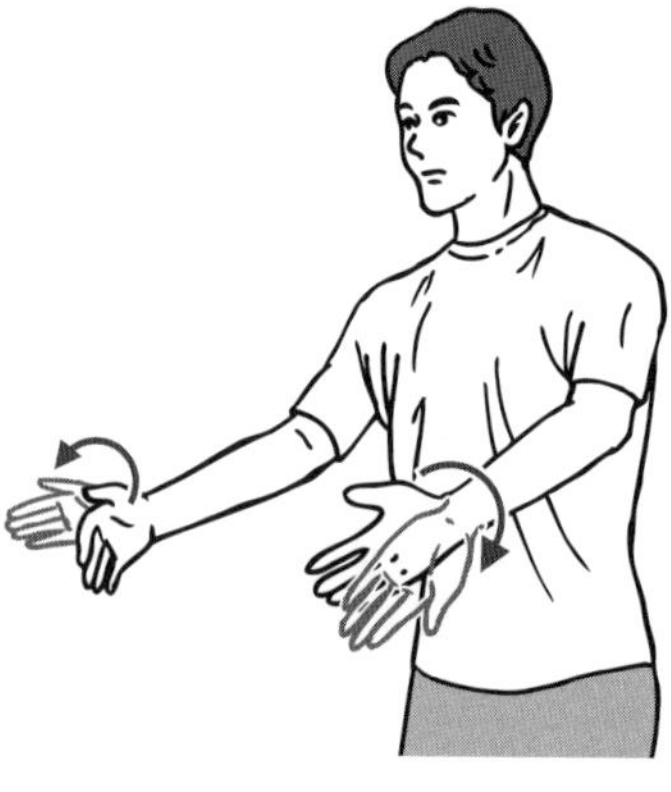

前へならえで振る

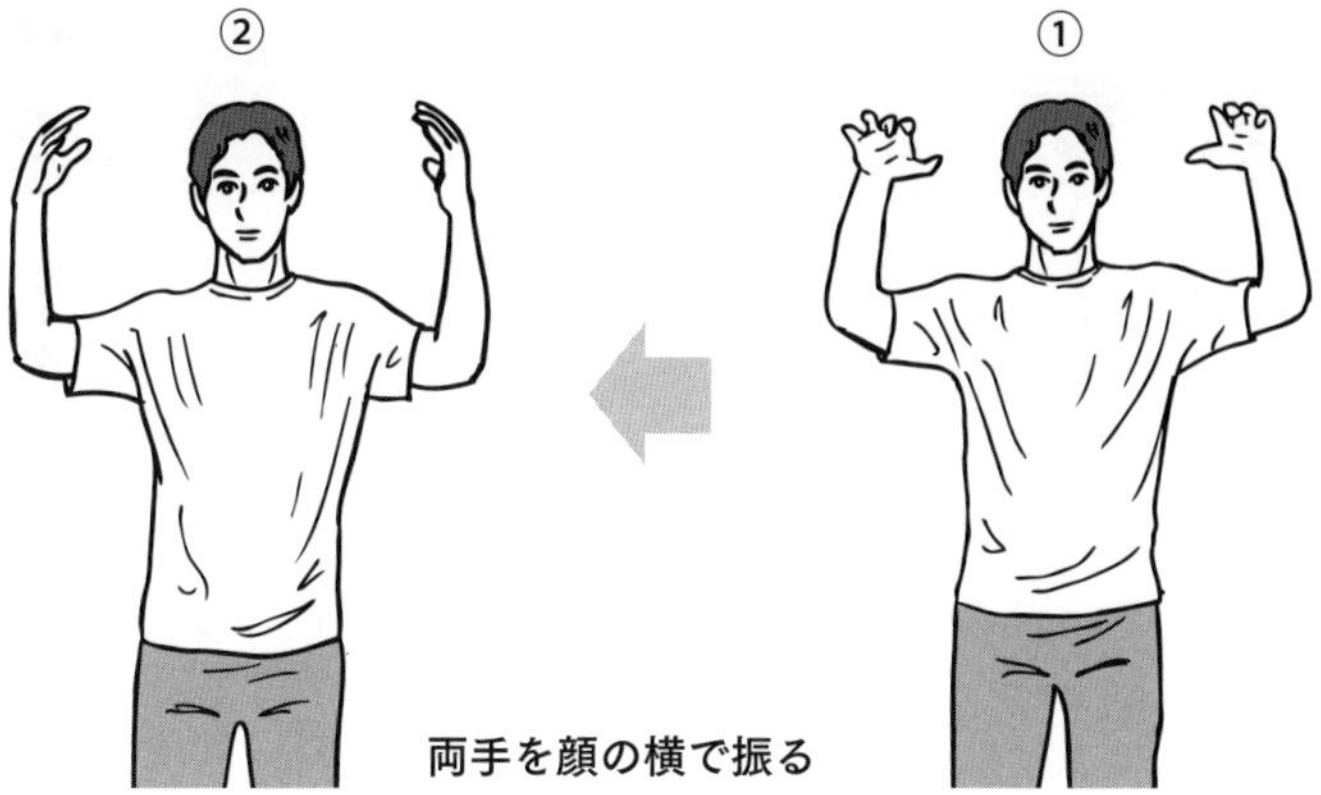

両手を顔の横で振る

（5）最後は、両手を顔の横に位置させてください。同じ要領で、親指を意識して外側に振ってください。手のひらの向きを前（①）から、顔のほう（②）へ向くように振ります。

（6）それぞれ、二〇回ほど繰り返してください。

レッスン

肩の外旋トレーニング——棒を使う

もう一つ、肩（上腕）を外旋させるトレーニングをご紹介しましょう。

できれば、一メートル程度の棒を準備してください。棒がなければ、野球のバットや剣道の竹刀、傘などでも代用できます。

（1）図のように、棒を身体の前で保持してください。肘を伸ばします。

（2）肘が下、肘の内側が上を向くように上腕を外側にひねってください。

（3）前肩になっていると十分にひねることができません。肩の位置がニュートラルになるように意識しながらひねります。

肘の内側の
向きを見る

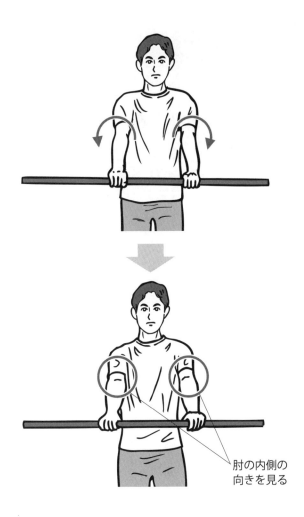

実は、肩（上腕）の外旋状態は個人差が大きいのです。椅子などに座ったまま、または立ったまま、その場で「前へならえ」をしてください。そのときの肘の内側の方向を見てください。

肘の内側の曲がる面が上を向いている人、斜めを向いている人、横を向いている人など、さまざまです。肘の曲がる面が上を向いているほど、肩（上腕）が外旋していることを示しています。

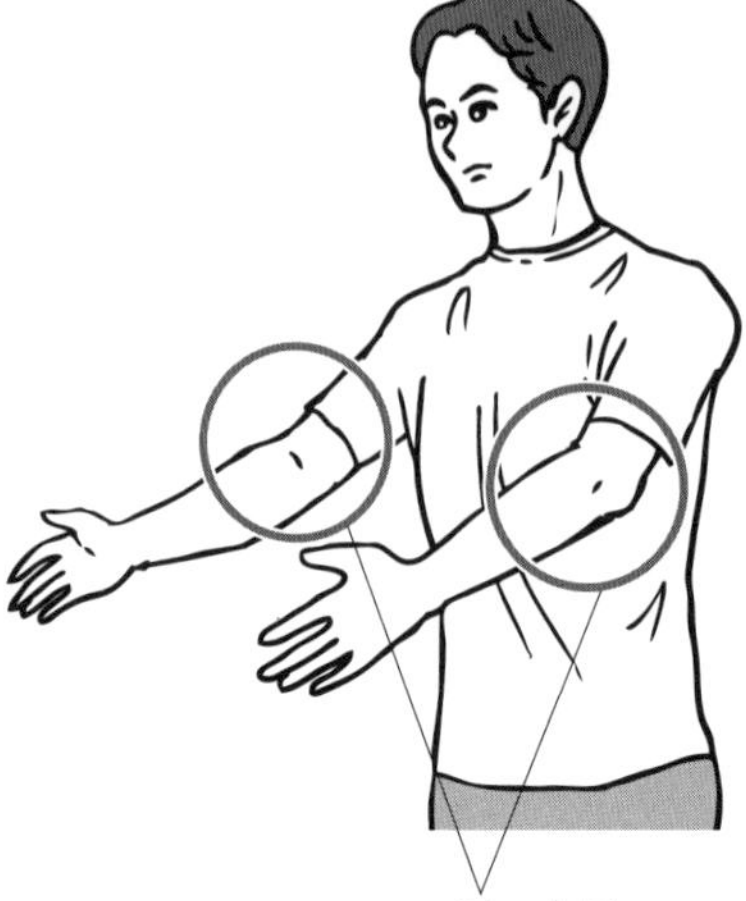

肩（上腕）が外旋することは、全身をリラックスさせて、日常動作に氣力を取り入れるための大切な条件です。

定期的に「前へならえ」をして、肩（上腕）の外旋状態を確認しましょう。

●股関節の外旋

次は股関節の外旋トレーニングです。

まず、股関節の動きについて確認しておきましょう。股関節には大きく三つの動きがあります。一三一頁の図をご覧ください。

脚を前方や後方に移動させることを股関節の「屈曲・伸展」といいます。また、脚が身体から離れたり、近づいたりする動きを「外転・内転」といいます。そして、脚が外側や内側に回る動きを「外旋・内旋」といいます。

股関節の外旋という場合、二つの意味があります。

股関節が外旋している状態を「外旋位」、股関節が外に回ろうとする力が加わっていることを「外旋」といいます。

厳密には使い分ける必要があるのですが、無限力開発法の実践では、「なるべく股関節が外に回った状態が必要である」という程度に理解していただければ十分です。

なぜ股関節の外旋が大切かというと、股関節が外旋している人ほど自発動が出やすいからです。站椿功を実践して自発動が大きく出る人は、例外なく股関節が外旋しています。

つまり、股関節の外旋トレーニングを行なうことによって、氣を感じることが容易になるといえます。

気功法を実践してもなかなか氣を感じられないという方は、ぜひ股関節のトレーニングを行なってみてください。

ここでは、簡単な股関節のトレーニングを二つ紹介します。無理のない程度に取り組んでください。

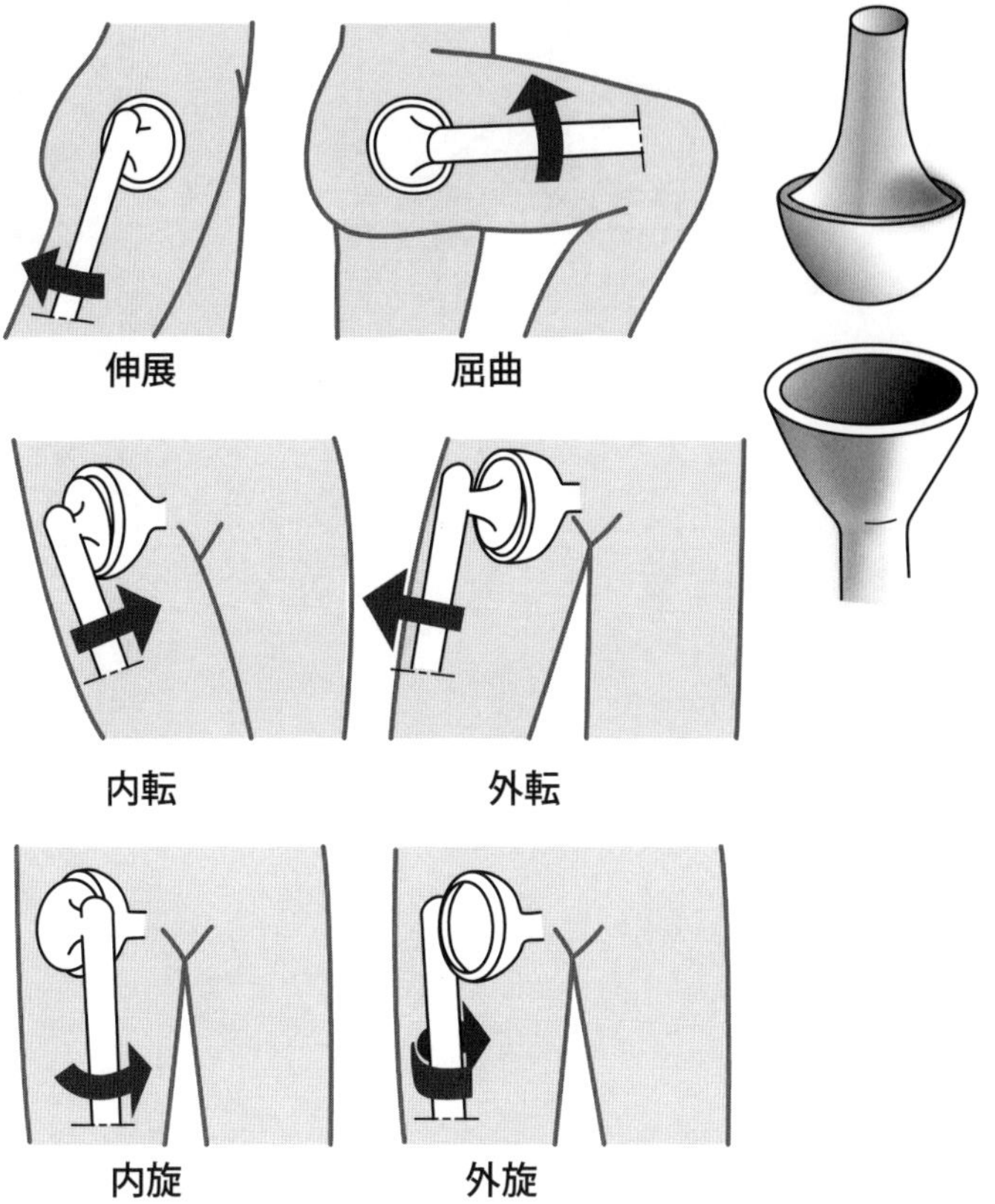
伸展
屈曲
内転
外転
内旋
外旋

レッスン

股関節の外旋トレーニング――ストレッチ

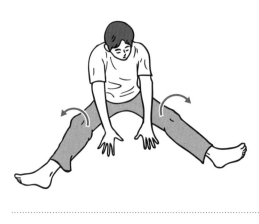

（1）床に腰を下ろして開脚します。開脚の角度は、股関節に多少抵抗を感じる程度にしましょう。無理をして、大きく開脚しないように注意します。

（2）膝を少し曲げて、足首を伸ばすようにします。

（3）両手を前の床についてください。

（4）その状態から両脚を外に回すようにします。この動作を一日三〇～五〇回ほど繰り返します。

レッスン

股関節の外旋トレーニング――四股スクワット

次に紹介するのは四股スクワットです。

（1）両脚を肩幅より少し広く開いて立ちます。足先は、九〇～一二〇度程度外に向けます。

（2）両手を前に出してください。この状態から、腰を下ろしていきます。

（3）そのとき、つま先の方向と膝がしらの方向が一致するように注意します。

（4）腰が膝の高さになるまで腰を下ろしましょう。腰（骨盤）の角度が変わらないように気をつけてください。

（5）このスクワットを一日二〇回ほど繰り返しましょう。

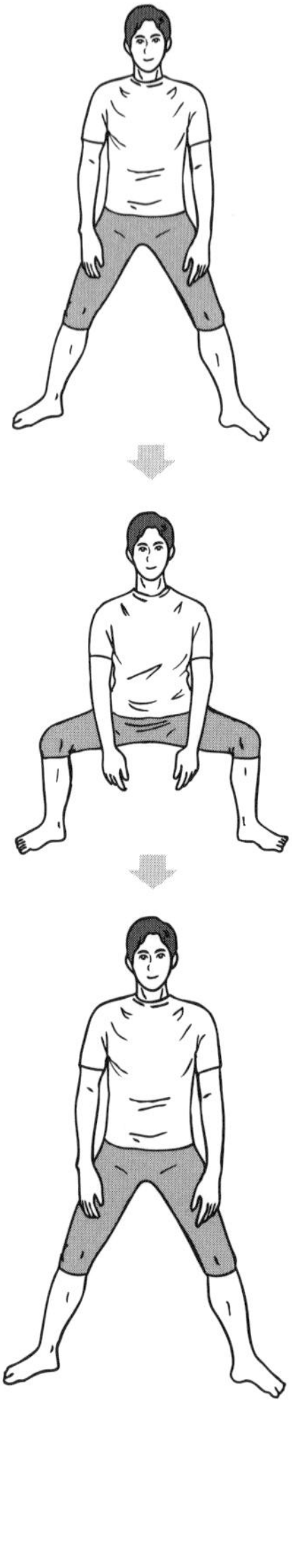

気功法の実践として、「スワイショウ」、「站樁功」、「氣を感じる身体をつくる」を紹介してきました。

「スワイショウ」と「站樁功」を毎日実施するだけでも大きな効果が得られますが、「リラックス」や「氣を操作する感覚」を歩行動作や日常生活に役立てるために、「体幹トレーニング」と「外旋トレーニング」にも十分取り組んでください。「氣力」を実生活に取り入れることができるようになります。

これらのトレーニングは、毎日欠かさず行なう必要はありません。週に五日程度、実施できれば十分です。

また、時間のないときには、この中の一部をトレーニングされてもかまいません。焦らないで継続することが大切です。

動作法――「無限力開発法」の実践③

「氣」を感じるようになると、「氣力」を日常生活に取り入れたくなります。また、スポーツや武道で氣力を操作したくなります。つまり、日常動作やスポーツ・武道を「自発動」で実践したくなるのです。

しかし、ほとんどの方は氣力を感じることはできても、それを日常生活やスポーツなどに取り入れることができません。

その原因は、「非合理的な動作」、言い換えると「抵抗のある動作」を身につけているために、氣による自発動を動作に取り入れることができないのです。

どのような動作の仕方を身につければ、氣力を操作できるようになるのでしょうか。

私は氣力を知ってから、長い間、それを剣道の技の中に取り入れようと動作を追究してきました。そしてついに、氣力を取り入れるための「動作法」があることを突き止めたのです。

ここでは、読者のみなさんにその動作法を知っていただくとともに、習得方法をご紹介します。

ぜひ、日常生活はもちろんのこと、ご自身が実践されているスポーツや武道にも取り入れてみてください。

スポーツと武道の動作

「動作法」を学ぶ前に、スポーツと武道について少し考えてみましょう。

スポーツと武道の違いはなんですか、とたずねられたらどのように答えますか。

「武道の特性は人間形成である」「礼法・礼儀である」と答えるかもしれません。たしかにそれらも武道の特性です。

しかし、スポーツと武道のもっとも大きな違いは「動作の仕方」にあります。ここに、動作に「氣力」を取り入れるヒントが隠されています。

武道には「気」という用語が多く使われています。合気道はその名に「気」という文字が使われていますし、剣道の教えの中にも「気配」、「強気」、「弱気」、「気位」、「氣攻め」というように、「気」という用語が多く使われています。

それらは、剣道をはじめとする武道が「氣」を中心の課題として発展してきたことを物語っています。つまり武道では、氣を操作するための技や動作が用いられてきたと考えられます。

しかし現在、競技化している武道には氣力を使うことを前提とした技や動作はほとんど伝えられていません。

特に学校体育の教材に組み込まれている剣道や柔道などには、本来の技や動作がほとんど伝えられていないのが実情です。

本来の技や動作は、「古流」といわれている武道の型の中に見られます。しかし、それらもわずかであることをつけ加えておかなければなりません。

これまで約三〇年間、私はスポーツや武道の動作を研究してきましたが、スポーツと武道の技や動作には、ある違いがあることがわかりました。私はそれを「伸ばす動作」「曲げる動作」と表現しています。スポーツ的な動作が「伸ばす動作」、武道的な動作が「曲げる動作」です。

それではさっそく、スポーツ的な動作である「伸ばす動作」と武道的な動作である「曲げる動作」の違いを体感してみましょう。

レッスン

伸ばす動作・曲げる動作

（1）少し広い場所を確保して、立ってください。あなたが立っているところから約一メートル前方に印しをつけてください。何か目印になるものを見つけてもかまいません。

（2）そして、一歩で一メートル先まで進みます。右でも左でも、どちらの脚から出てもけっこうです。

（3）まず、膝を曲げて腰を低くしてから、跳び上がるようにしてどちらかの脚を一メートル先まで出してください。これが「伸ばす動作」です。

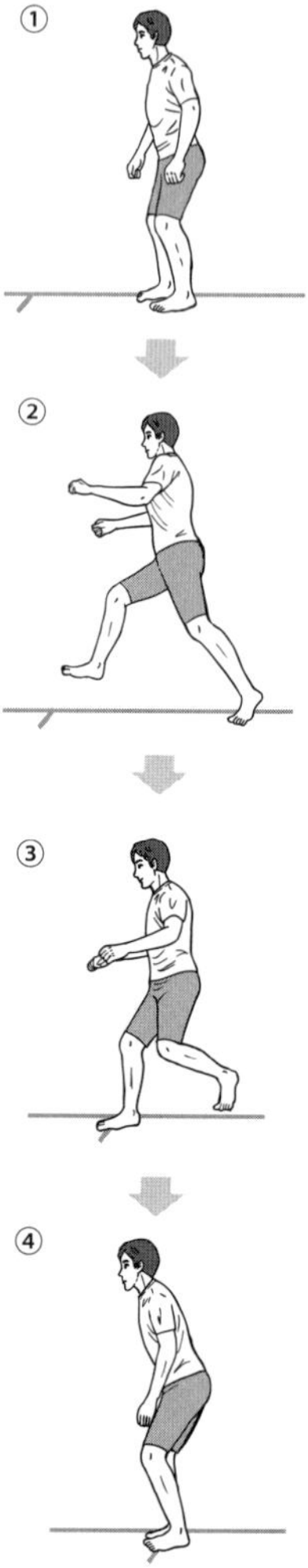

伸ばす動作

（4）次に、立った姿勢から、膝を曲げないようにして前方にゆっくり倒れてください。かかとは接地したままにします。つま先立ちになってはいけません。これ以上、倒れることができないところまで来たら、すばやくどちらかの脚を一メートル先まで出してください。これが「曲げる動作」です。

（5）「伸ばす動作」と「曲げる動作」を交互に繰り返して、違いを体感しましょう。

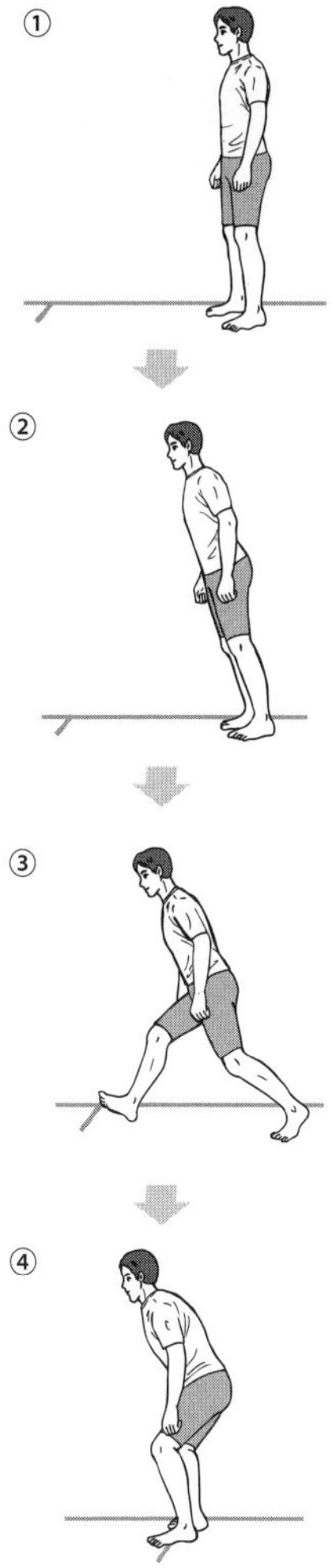

曲げる動作

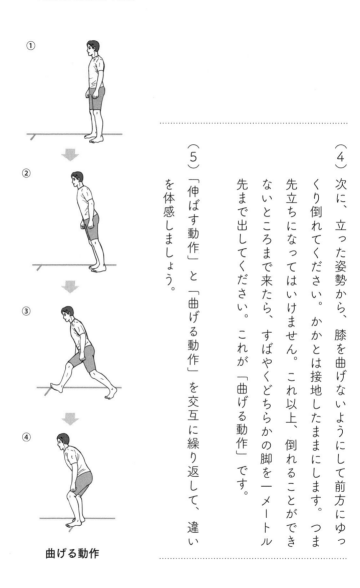

「伸ばす動作」と「曲げる動作」の違いは体感できたでしょうか。

どちらも同じように、一歩で一メートルの移動をすることができました。重心を一度下げて跳び上がるより、前に倒れるようにして一歩出るほうが、とても楽に感じたのではないでしょうか。

二通りの動き方を行なってみて、身体の感覚はどのように違うでしょうか。

スワイショウや站椿功などの気功法に取り組まれている方や、自発動が出ている方にとっては、「曲げる動作」のときの動き方のほうが、気功や自発動の感覚に似ていると思います。

つまり「曲げる動作」は、氣力が働くための条件であるリラックス状態を保ちながら動くことができるのです。

このように説明しますと、「曲げる動作」は「力」を発揮していないと理解される方も多いと思います。

しかし、そうではありません。使っている力が違うのです。

ここからは少し動作の専門的な話になりますが、今後、「氣力」をスポーツや武道、または日常生活に取り入れるために、ぜひ知っておいていただきたい内容ですので、読み進めてください。

地球が引っ張る力

「身体を動かしている力はどこから来るのでしょうか」とたずねられたら、なんと答えますか。

多くの方は「筋力」や「筋肉」と答えるのではないでしょうか。「正解」ですが、「大正解」ではありません。筋肉は収縮することによって力が発揮され、身体が動きます。つまり、筋肉に力を入れると身体が動くのです。

ところが、身体は力（筋力）を抜いても動くことをご存じでしょうか。

簡単な動作で確認してみましょう。

レッスン

力を抜いて身体を動かす①

(1) 楽に立ってください。椅子に座ったままでもけっこうです。

(2) 右腕か左腕のどちらでもよいですので、真横に水平に上げてみましょう。肩とその周辺の筋肉に力を入れて、腕を持ち上がったことを確認してください。

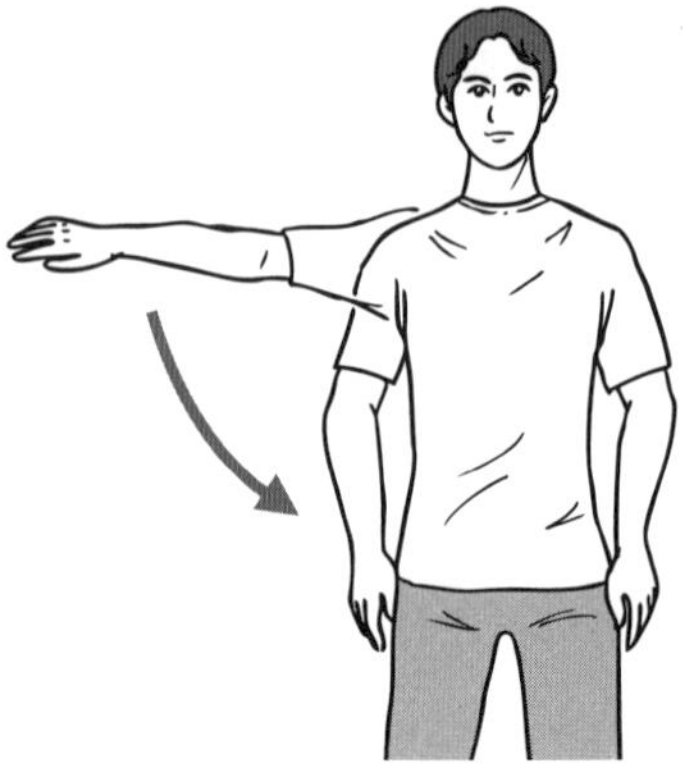

(3) そのまま今度は、肩とその周辺の力を抜いてみてください。腕はぶらんと元の位置に戻ります。

(4) この動きを数回繰り返して、力を抜いて身体が動く感覚を確認しましょう。

レッスン

力を抜いて身体を動かす②

（1）肩幅ほど脚を開いて、立ってください。

（2）そのままの状態で右脚を持ち上げてください。身体はどうなりましたか。右脚を持ち上げて、左脚一本で立っても身体が動かなかった方は、身体の重心を左脚の真上に移動させたはずです。

（3）身体の重心を移動させずに右脚を持ち上げると、持ち上げた右脚の方向に身体が動くことを確認してください。

立った姿勢から、身体を支えていた右脚の力を抜くと身体が動いたのです。つまり、身体は力を入れると動きますが、力を抜いても動くということです。

このように、肩とその周辺の力を抜いたり、片脚を持ち上げたときに身体を動かした力はなんでしょうか。第二章でも少し触れましたが、それは「重力」です。地球が私たちを引っ張る力です。

私たちは、生まれてからずっと地球に引っ張られていますから、重力の存在を忘れています。

重力を利用することができれば、リラックス状態を保ったまま動くことができます。リラックスしたまま氣力を操作する動作法の一つのコツは、重力をうまく使うことなのです。

地面が押し上げる力

リラックスのまま動くために、もう一つ使える力があります。

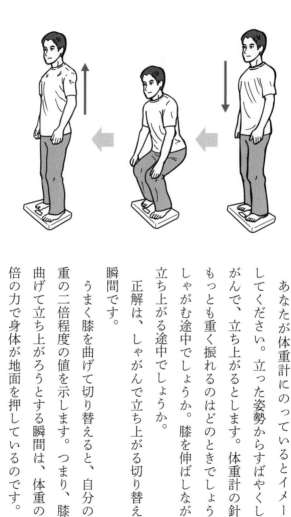

質問をします。上図を見てください。

あなたが体重計にのっているとイメージしてください。立った姿勢からすばやくしゃがんで、立ち上がるとします。体重計の針がもっとも重く振れるのはどのときでしょうか。しゃがむ途中でしょうか。膝を伸ばしながら立ち上がる途中でしょうか。

正解は、しゃがんで立ち上がる切り替えの瞬間です。

うまく膝を曲げて切り替えると、自分の体重の二倍程度の値を示します。つまり、膝を曲げて立ち上がろうとする瞬間は、体重の二倍の力で身体が地面を押しているのです。

地面を体重の二倍の力で押しているという

ことは、逆に地面は体重の二倍の力で身体を押し返していることを意味します。この地面が身体を押し返す力のことを「地面反力」といいます。

私たちは地面反力を無意識に利用しています。

たとえば、その場でできるだけ高く跳び上がろうとするときに、しゃがみ込んだ姿勢から跳び上がる人はいません。立った状態から、すばやくしゃがんで跳び上がります。無意識のうちに地面反力を利用しているのです。

リラックスを維持したまま動くための条件は、筋力をできるだけ使わないことです。筋力をできるだけ使わない動きとは、重力や地面反力を最大限に操作した動きであるということです。この重力や地面反力を最大限に操作した動きこそ、日本の武道に伝わる動作法なのです。

このように、筋力をできるだけ使わず、重力と地面反力を可能な限り用いた動作法を「合理的身体動作」といいます。

日本の伝統的武道は、氣力を操作するために筋力をできるだけ使用しない動作法を追究したといってよいでしょう。

氣力を働かせる動作法

それでは、スポーツや武道、日常生活の動作に氣力を取り入れる動作法を身につけるためにはどうすればよいのでしょうか。

私が主宰する「なみあし身体研究所」では、それらの動作法をさまざまな側面からお伝えしています。

スポーツや武道の動作を極めようとするならば、専門的な動作改善のトレーニングが必要です。

しかし、普段の日常生活に氣力を働かせるための動作であれば、習得することはとても簡単です。ある一つのことを心がければよいからです。

それは、「力感をなくす」ということです。

「力感をなくす」とは、初めて聞くかもしれません。要は、力が入った感覚がしないように動くということです。実際、力感をなくした動きというのは、筋力をできるだけ使わない場合がほとんどです。

つまり、力がなるべく入らない感覚で動くことによって、筋力ではなく、重力や地面反力を用いた動作が自然とできるようになるのです。

「立ち上がる」「座る」「身体の向きを変える」というような基本的な動作を、できるだけ「力を使わない感覚」で行なってみてください。

意識しすぎる必要はありません。熱心に取り組みすぎると、無意識のうちに「力感を求める」ことになるからです。

私たちは一生懸命に動くことがよいことだと教えられてきました。特に学校体育などでは、全力で動くことがよいとされてきました。

そのような動き方こそ、「力感」を求める動き方の典型なのです。私たちは、知らず知らずのうちに力感を求める動作を身につけてしまっているといえます。

今日からは、力を使わない動作に挑戦してみてください。ゆっくりと力感がない動作を心がけてください。

それだけで氣力が働く動作が徐々に身についてきます。

歩行法――「無限力開発法」の実践④

さて、ここでは「歩き方」を取り上げます。

「力感がない」歩き方を習得することで、さらに「氣力」を操作することができるようになります。

「氣」という観点でとらえると、「歩行」は気功法です。つまり、歩き方を変えると氣力を感じられるようになり、さらに氣力を日常生活やスポーツ・武道に取り入れることができるようになるのです。

私が「歩き方」を追究してきた真意はここにあります。

ここでは、氣力を感じ、氣力を操作する歩き方を身につけるための七つのステップをご紹介します。

1から順番に進んでいくことが理想ですが、取り組みやすいステップから挑戦していただいてもけっこうです。また、歩き方を練習するための時間をとっていただく必要もありません。練習やトレーニングという感覚ではなく、日常生活や普段の歩きの中で気楽に取り組んでください。

「頑張り感」は禁物です。頑張り感や努力感を持っていると、「力感をなくす」ことができません。

ステップ1 腰を立てる

力感をできるだけなくし、氣力が働く歩き方を習得するためには、まず歩くときの姿勢をつくる必要があります。

次頁の図を見てください。右は日本人男性、左は外国人男性です。腰（骨盤）の角度が違います。日本人に比べると、欧米人や黒人の方々は骨盤が前傾しています。日本人は骨盤が後傾しやすいのです。

骨盤が後傾していると身体が前に進みにくいため、力感がある歩きになってしまいます。そこで骨盤を前傾させる必要があるのですが、これを武道では「腰を立てる」といいます。

さて、あなたはどのような姿勢が「正しい」とイメージしていますか。

多くの方は、お腹を前に押し出すようにして、あごを引いた姿勢をイメージするのではないでしょうか。なぜ、このような立ち方を正しいと思うのでしょう。この立ち方は何かを思い出しませんか。そうです、「気をつけ」の姿勢です。

「気をつけ」の姿勢は、軍隊や学校の集団訓練などで兵士や生徒を静止させる（動かさない）ために用いられた姿勢です。決して動きやすい（歩きやすい）姿勢とはいえません。

しかし、私たちは小学校などに入学してから何度も「姿勢を正しなさい」と言われ、「気をつけ」に近い姿勢をとらされ続けたために、無意識のうちに「気をつけ」が「正しい姿勢」

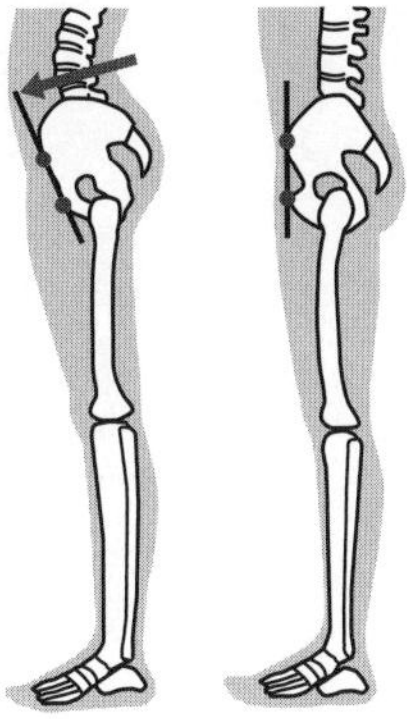

外国人　日本人

として身体に刷り込まれてしまったのです。

「気をつけ」の姿勢のままで歩くと、膝を伸ばして地面を蹴ることになるので、典型的な力感のある歩き方になってしまいます。

まず、氣力を感じたり、操作するための姿勢をつくってみましょう。

レッスン

姿勢をつくる

（1）壁に背を向けて立ってください。

（2）両足のかかとを壁から五〜一〇センチくらい離してください。左右の脚は二〇センチほど自然に離します。つま先の向きは意識しないでけっこうです。

（3）後頭部もかかと同様、壁から五〜一〇センチくらい離します。
膝を軽く曲げて立ちます。

（4）お尻を壁に軽くつけてください。

（5）一日に二〜三回、この方法で姿勢を確認してみましょう。

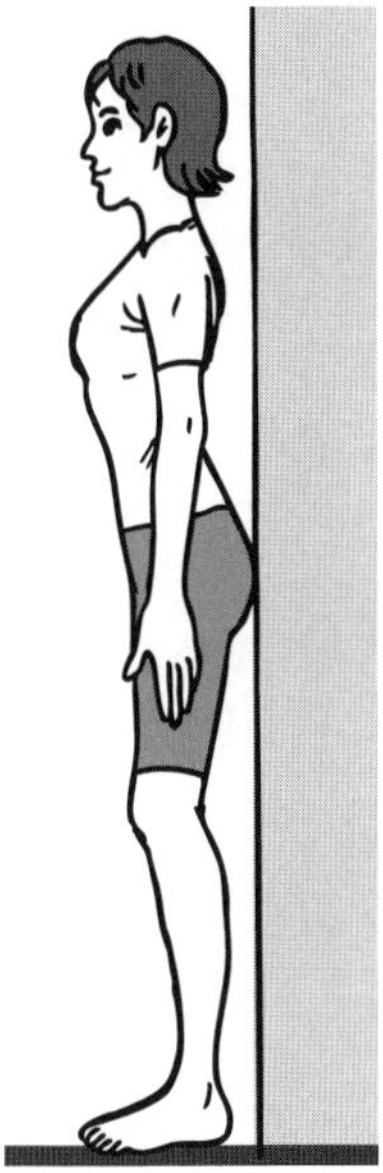

この方法で姿勢をつくると、お尻を少し後ろに引くことが大切であるとわかります。お尻を引く感覚がつかめない方は、胸を少し張るようにしてみてください。胸を張ることで骨盤が前傾し、力感のないリラックスした姿勢がつくれます。また、日ごろ椅子などに座るときも、少し胸を張るようにして腰を立ててください。それでは、骨盤を前傾させたまま歩いてみましょう。

レッスン

腰を立てて歩く

（1）前のレッスンの姿勢をつくってください。
（2）その姿勢を崩さないようにして、一歩、踏み出してください。
（3）要領がつかめてきたら、五～一〇歩ほど度歩いてみましょう。

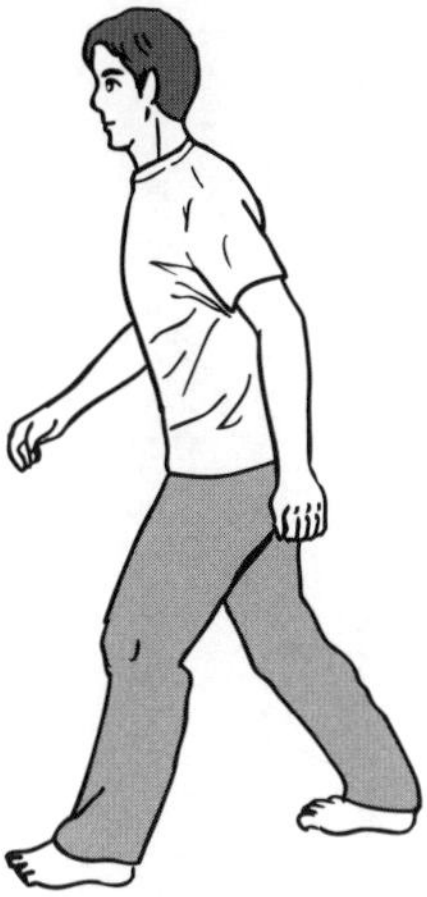

腰を立てて歩く場合の一歩

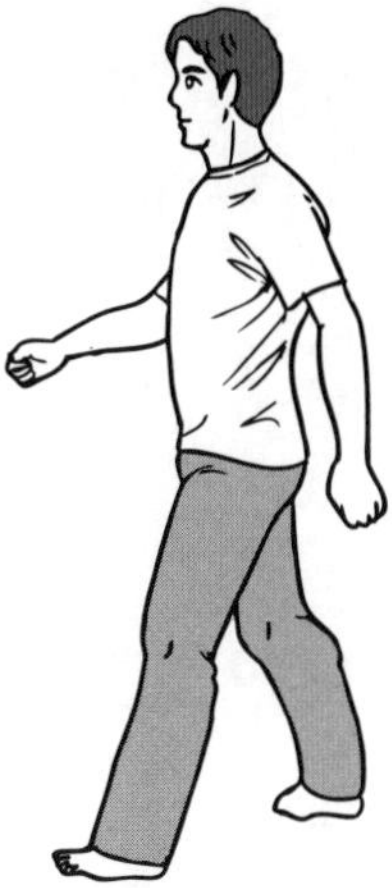

一般的な骨盤の傾きの一歩

歩行は歩きはじめが大切です。歩きはじめに腰が立つと、そのまま継続することが容易になります。

日ごろの歩行でも、歩き出す前に腰を立てた姿勢を確認してから歩き出すとよいでしょう。

ステップ2 つま先とかかとの役割を知る

リラックスの状態を維持して歩くためには、もう一つ大切なことがあります。「つま先とかかとの役割を知る」ことです。

あなたは、歩くときに身体を前に進めるためには、足の裏のつま先の周辺で地面を蹴る（押す）ことが必要だと思っていませんか。

体感してみましょう。

素足で立って、両脚を肩幅くらいに開いてください。そして、つま先で床を押してみてください。

身体はどのように動きましたか。

前に倒れようとした方は、重心を前に移動させたのです。重心の位置をそのままにして、かかとが床から離れないように、もう一度つま先で床を押してみましょう。

身体は後方に倒れようとしたと思います。

わかりにくい場合は、立った状態で誰かに背中を強く押してもらいましょう。

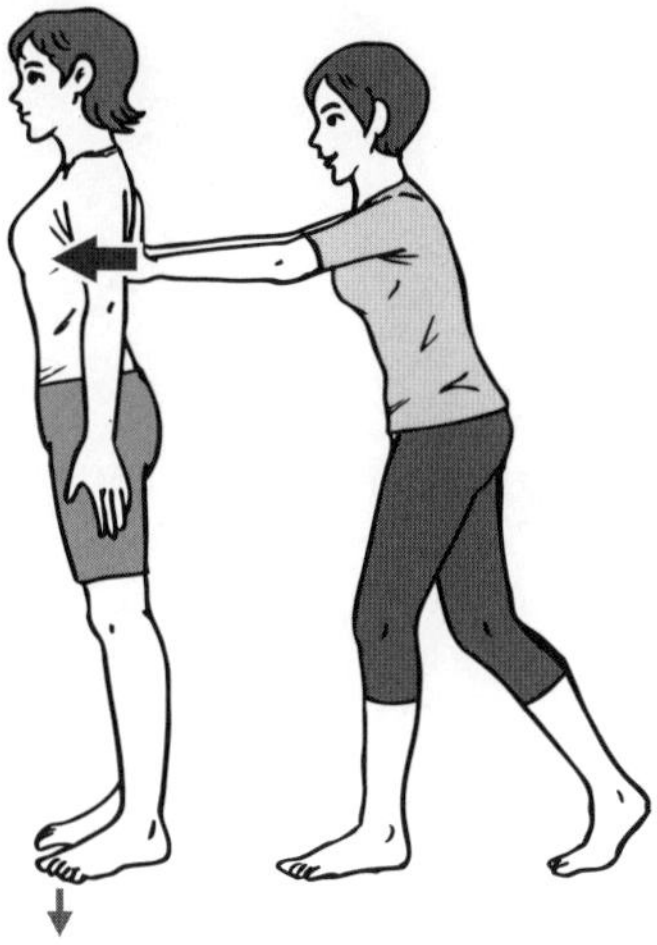

そして、前に倒れないようにしてみてください。つま先で踏ん張ったと思います。

本来、つま先で地面を押すことは、身体の前進にブレーキをかける操作なのです。

では、歩くときのアクセルとはどこ

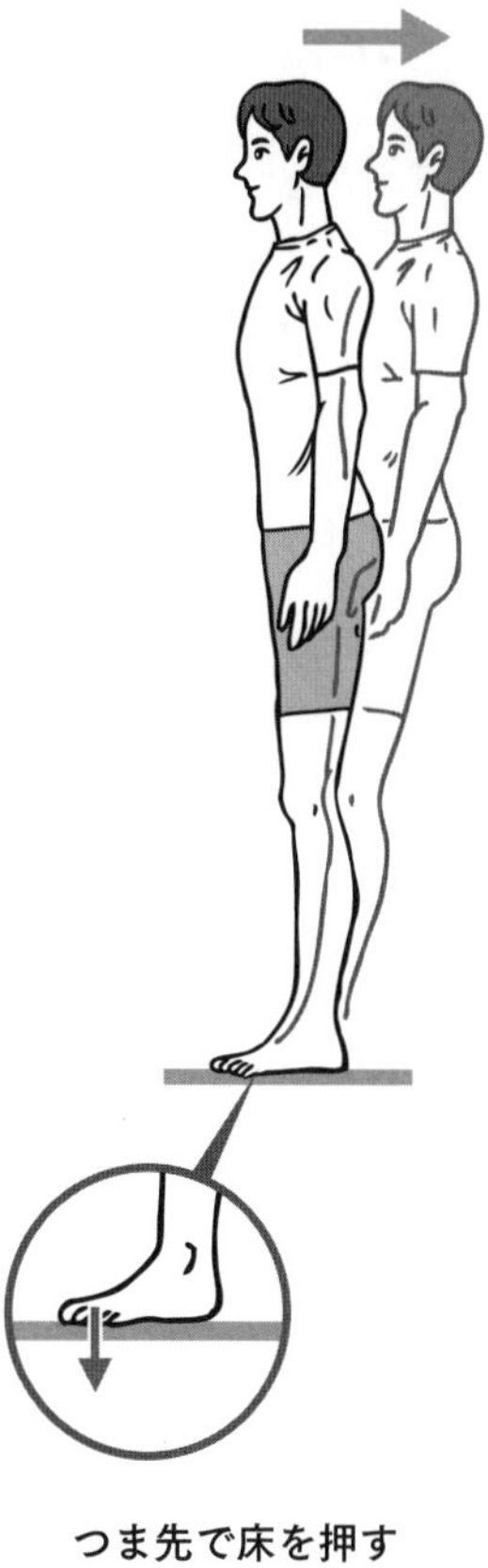

つま先で床を押す

なのでしょうか。

意外にも、それは「かかと」です。

同じように素足になって、両脚を肩幅くらいに開いてください。今度はつま先ではなく、かかとで床を押してみましょう。

身体が後ろに倒れた方は、やはり重心を後方に移動させているのです。重心の位置を変えないようにして、かかとで床を押しましょう。

徐々に身体が前に倒れるようになってきます。

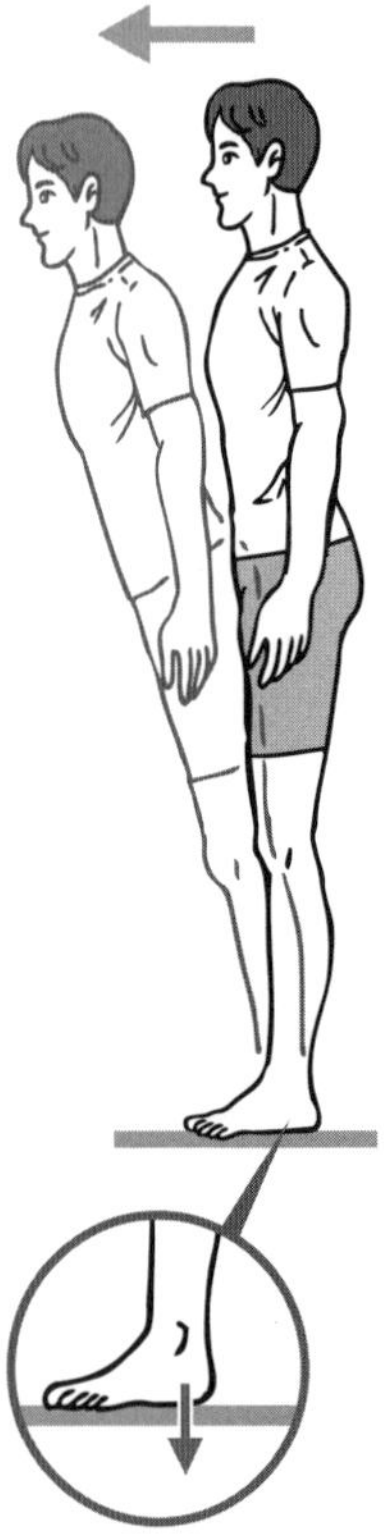

かかとで床を押す

わかりにくい方は、次のような簡単な実験をしてみましょう。

壁に向かって立ってください。

そのまま、壁にピッタリと身体をつけるにはどうすればよいでしょうか。

まず、つま先で床を押してください。身体は壁から離れようとします。次に、かかとで床を押してください。身体がピッタリと壁に吸いつけられるはずです。

ここでわかることは、かかとで床を押すと身体は前進するということです。

これまで、つま先がアクセルで、かかとがブレーキだとイメージしていた方も多いのではないでしょうか。歩くときのアクセルはかかとなのです。

腰を立てた姿勢からかかとをうまく使えるようになると、力感がない歩き方を手に入れることができます。そして、氣力が働き出すのです。

次頁の図をご覧ください。前に倒れるときの支点と重心を結んであります。

垂線との角度を比べてください。かかとを支点にしたほうが、角度が大きいことがわかります。つまり、かかとを支点にすればより前傾できるのです。

このように外力（重力）を最大限に利用するためには、重心点からできるだけ離れたところを支点とすることが大切なのです。

前進するときには、つま先よりかかとで支えたほうがスムーズに動くことができるのです。身体をどの方向に移動させるときでも、拇指球あたりで支えていませんか。

かかとを踏む操作は身体を前進させるときのコツです。後退するときはつま先、右移動なら左足のアウトエッジ（外側）、左移動は右足のアウトエッジです。

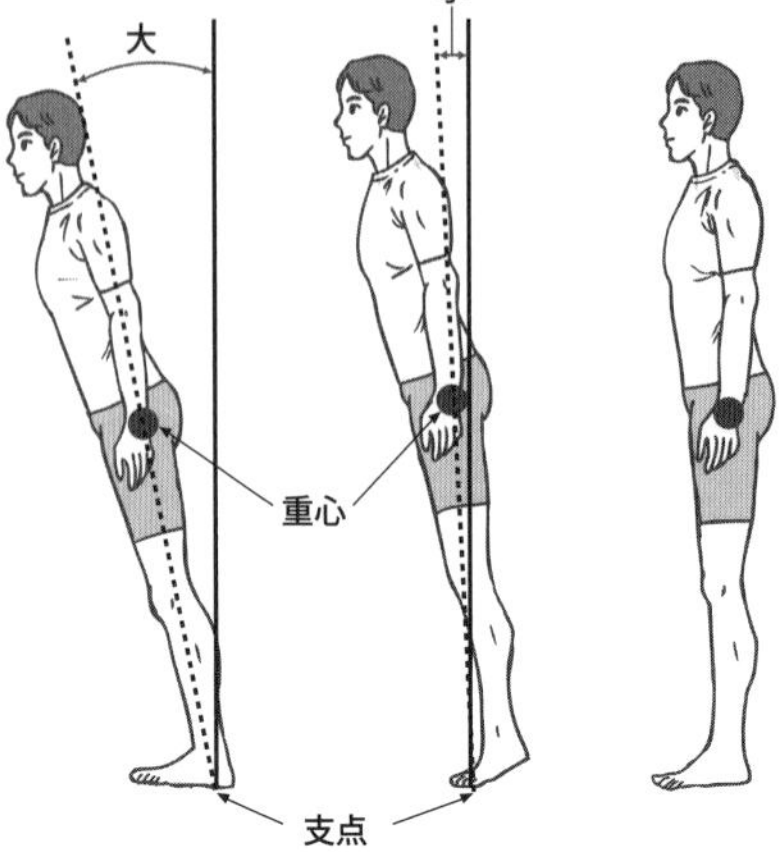

重心と支点

楽に立った姿勢からこれらのことを試してみてください。

ちなみに、かかとを踏むという操作は、足裏全体をうまく使うことの象徴的な表現です。

どんなときでもかかとを踏むのではありません。

レッスン

かかとを踏んで一歩進む

（1）ステップ1のレッスンで学んだ姿勢をつくってください。

（2）その姿勢から、左右どちらでもよいのでかかとで床を押すと同時に、反対側の脚から一歩進んでください。かかとを踏むことを意識して、一歩出る練習をします。

（3）できるだけ、何回も繰り返してみましょう。徐々にかかとを踏む感覚と動きが身につきます。

ステップ3　膝を曲げて歩く

かかとをアクセルにする要領はつかめてきたでしょうか。

次は、膝をうまく曲げることによって、さらにリラックスしながら歩くことができます。

ここで質問です。歩くときの支点はどこでしょうか。支点とは、身体の中でもっとも動かないところです。

多くの方が、「股関節（脚のつけ根）」と答えるでしょう。歩くときは股関節を支点にして、脚が前後にスイングしているとイメージしています。

脚は本当に後方にスイングしているのでしょうか。実は後方には動いていません。たとえば歩いていて、左脚が地面に着地したとします。右脚が前方に振り出されていきますが、その間、まったく動かない身体の部位は左足（地面に接している足首から下の部分）です。左足は地面に接しているので動きません。左足が支点となって身体が前進していきます。

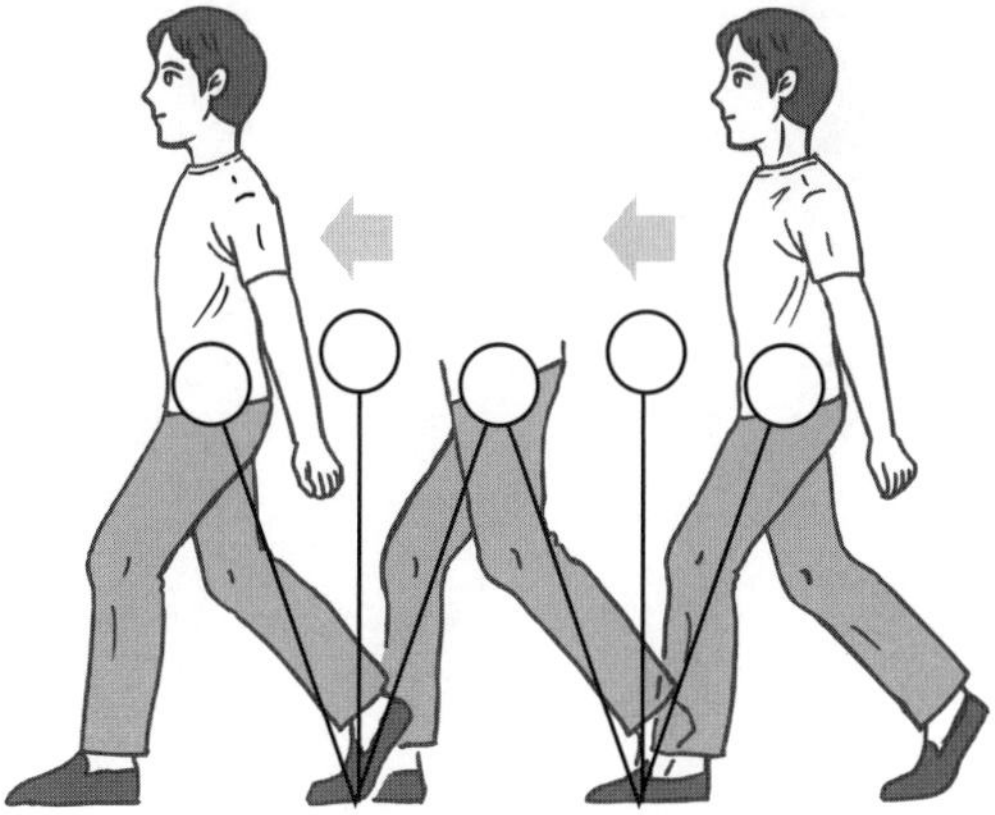

足を支点とした逆振り子運動

つまり、歩くときの支点は足なのです。

歩きの支点が足だとイメージすると、力感のないリラックスした歩き方が可能になります。

着地した脚を支点として身体を前進させる操作の一つは、ステップ2で学んだようにかかとを踏むことです。そして、さらに有効な方法が膝を曲げることなのです。

ところが多くの人は、「膝を曲げて歩くことはよくない」「膝が曲がると格好がわるい」と感じています。ですから、膝を伸ばして、つま先で地面を押して身体を前に出すという力感が強い歩き方になります。

膝を曲げることは、かかとを踏むことで

容易になります。膝の屈曲とかかとを踏むことはワンセットです。

その場に立って、両膝をすばやく曲げてみましょう。そのとき、かかとを上げた場合と、かかとを接地させたままの場合とで試してください。

どちらが膝を曲げやすいですか。かかとを接地させたほうが明らかに曲げやすいと思います。そして、かかとを接地して曲げたほうが、膝を「抜く」ことができます。

膝を曲げて歩くとき、この膝を「抜く」という感覚がとても大事になります。子どものころ、よく友だちの膝の後ろを叩いて、カックンとさせて遊びませんでしたか。あの感覚です。

さて、氣を操作する基本は、「リラックス」の状態を維持したまま動くことでした。歩くときも同様です。なるべくリラックスしたまま歩くことが理想です。そのための方法が、膝を曲げることなのです。

第二章では、膝を曲げることで地面反力を最大限にもらえることを説明しました。膝を伸ばして歩くと、地面反力を十分にもらえないため、不必要な筋力を使ってしまいます。

膝をうまく曲げることによって余分な筋力を使わず、「リラックス」を維持したまま歩くことができるようになるのです。
それでは、かかとを踏んで、膝を曲げて（抜いて）歩くレッスンに挑戦してみましょう。

レッスン

片脚立ちから膝を曲げる（抜く）

（1）右脚でも左脚でもよいので、片脚立ちになって静止します。
（2）その状態から、着地脚の膝をすばやく曲げて、一歩出てみましょう。
（3）膝を抜くだけでは、身体は前に出ていきません。かかとを踏むと同時に膝を抜くようにします。

（4）慣れてくると身体が前進するようになります。何度も繰り返してみてください。

一般的には、シューズを履くとつま先よりもかかとのほうが高くなります。するとどうしても足のつま先あたりで地面を押して（蹴って）歩くようになるので、かかとを踏んで、膝をうまく曲げることができなくなってしまいます。

日常の歩きでは、できるだけかかとの低いシューズを履くことをお勧めします。実際、かかとを踏んで膝を抜くという力感のない歩き方が身についてくると、かかとの低いシューズのほうが歩きやすくなってきます。

しかし、そのためにはある条件があります。足首の関節が十分に屈曲することです。現在では、かかとを接地したましゃがめない子どもや若者が、相当数いるといわれています。

洋式トイレの普及や椅子に座る機会が多いなど、生活様式の変化で日本人の足関節

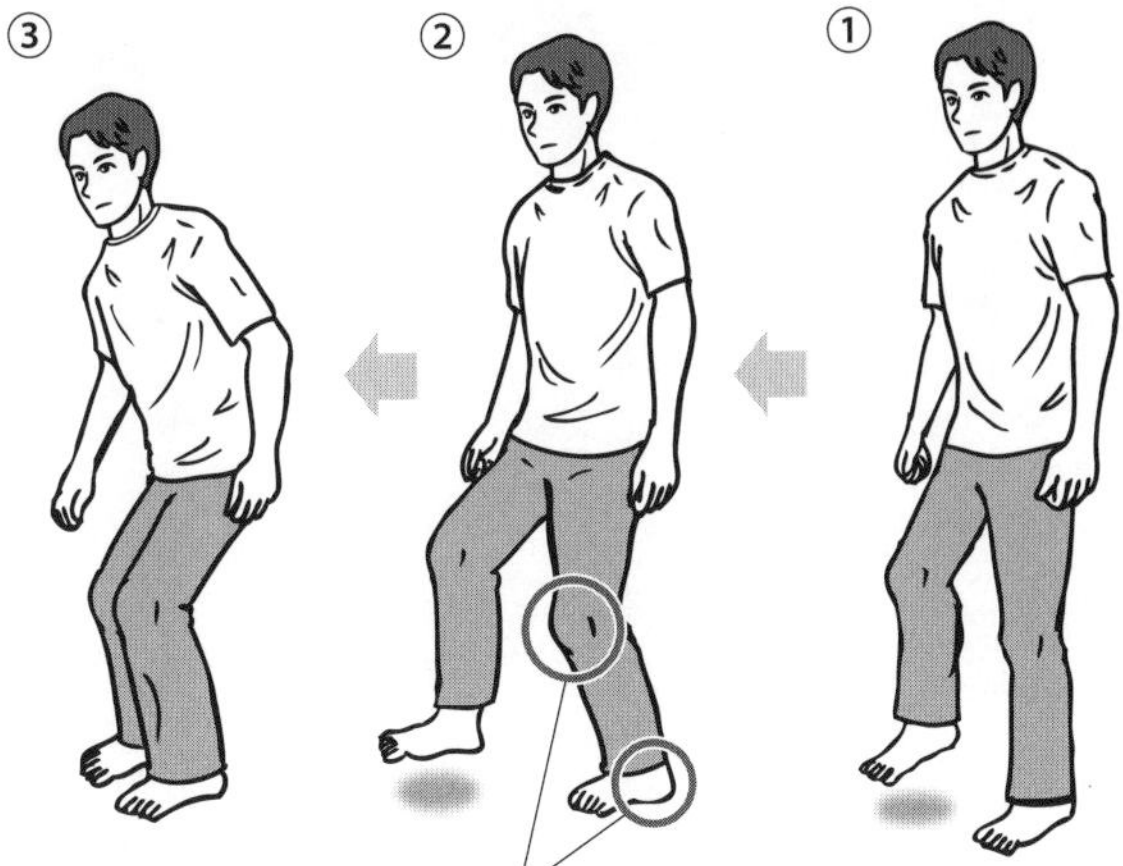

片脚立ちから膝を曲げる（抜く）

が硬くなったと考えられます。

みなさんも両かかとを接地したまま、しゃがんでみてください。

しゃがんだときに後ろに倒れてしまう人は、足関節の可動域を広げるレッスンをしましょう。

レッスン

足関節のストレッチ

（1）正座をした状態から、片膝を立てましょう。

（2）その膝に両手をあて、大腿に胸を押しつけるようにして足関節を屈曲させます。

（3）無理をしないように、ゆっくりと一〇秒を目安に行なってください。片方五回程度ずつ行ないましょう。

実は、日本人は欧米の人々に比べると足関節が柔らかい（可動域が広い）といわれています。この特性を活かさない手はありません。

かかとが高いシューズを履くと、足関節が伸びて十分に足首を曲げることができません。かかとを踏んで膝を抜く歩きを習得するためには、かかとが低いシューズを履くことがコツなのです。

それでは次に、実際に膝を曲げて（抜いて）歩いてみましょう。

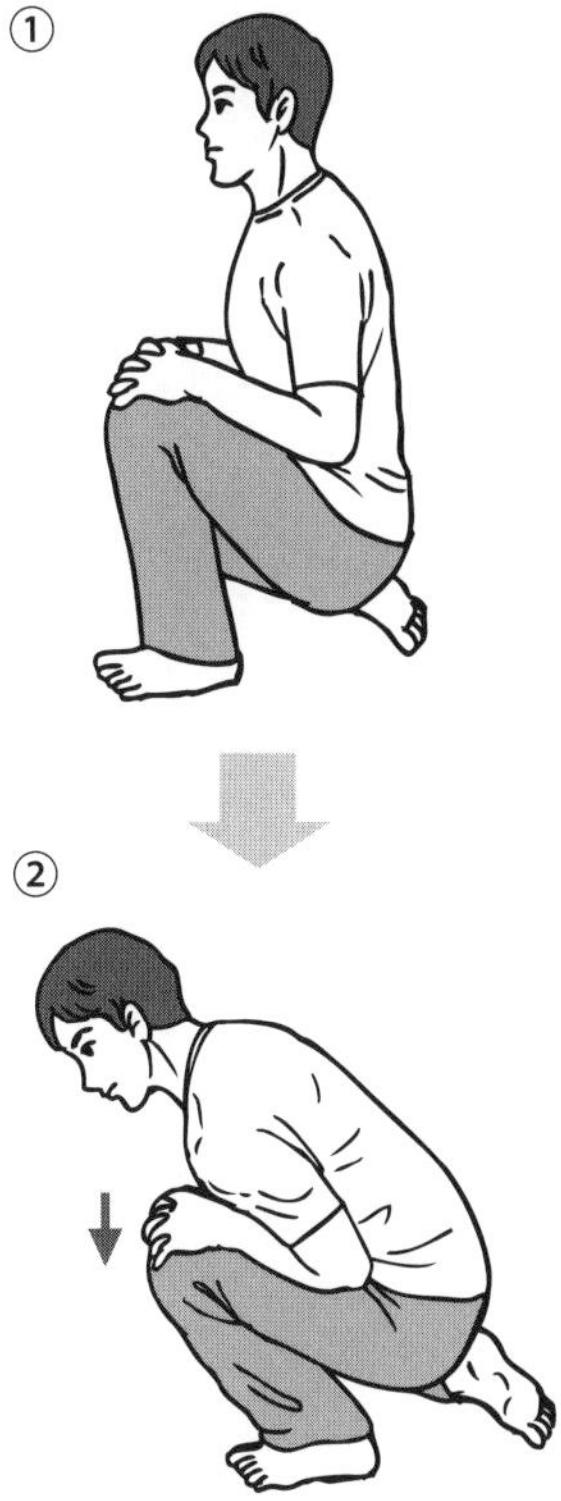

レッスン

膝を曲げて（抜いて）歩く

（1）ステップ1のレッスンで学んだ姿勢をつくってください。少し胸を張って腰を前傾させます。

（2）その状態から、つま先で蹴らないようにして、かかとを踏むと同時に膝を抜きながら歩いてみましょう。

（3）感覚がなかなかつかめない場合は、段差の低い（一〇～一五センチ程度）階段を下ってみましょう。階段を下りることによって、膝を抜く要領を覚えることができます。

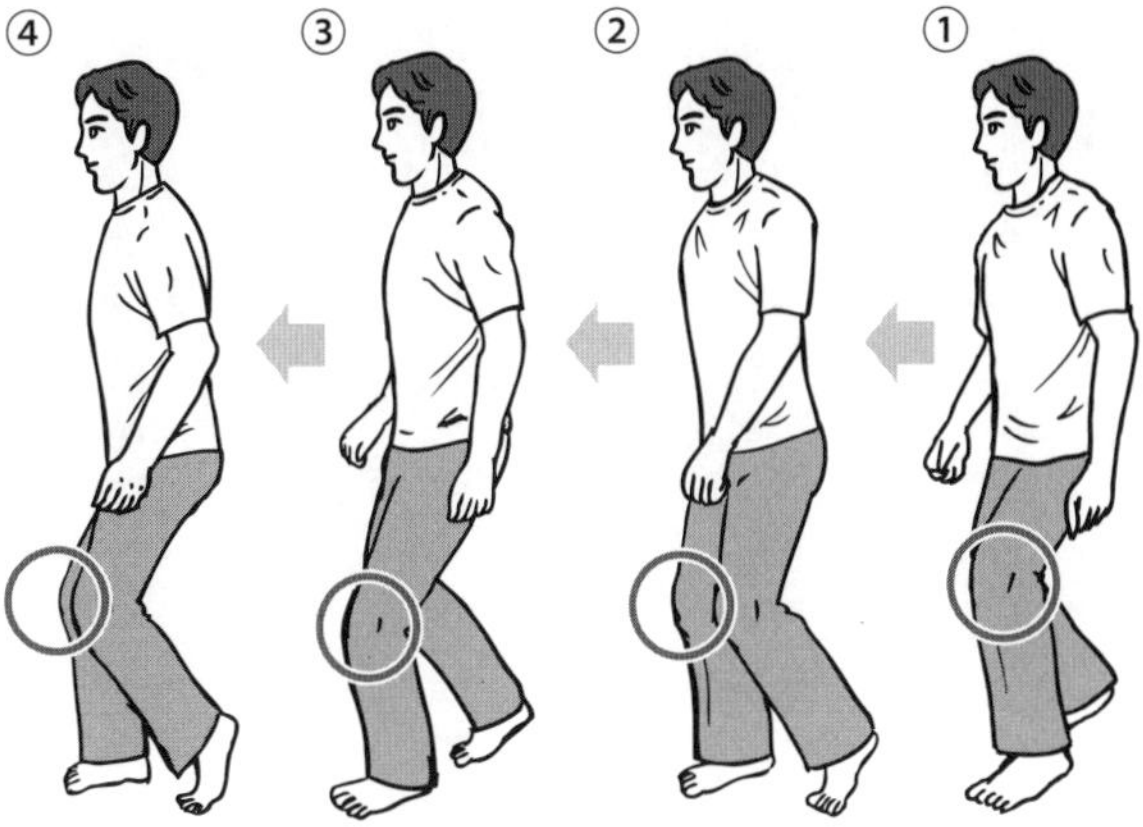

かかとを踏むと同時に、膝を抜く（曲げる）。

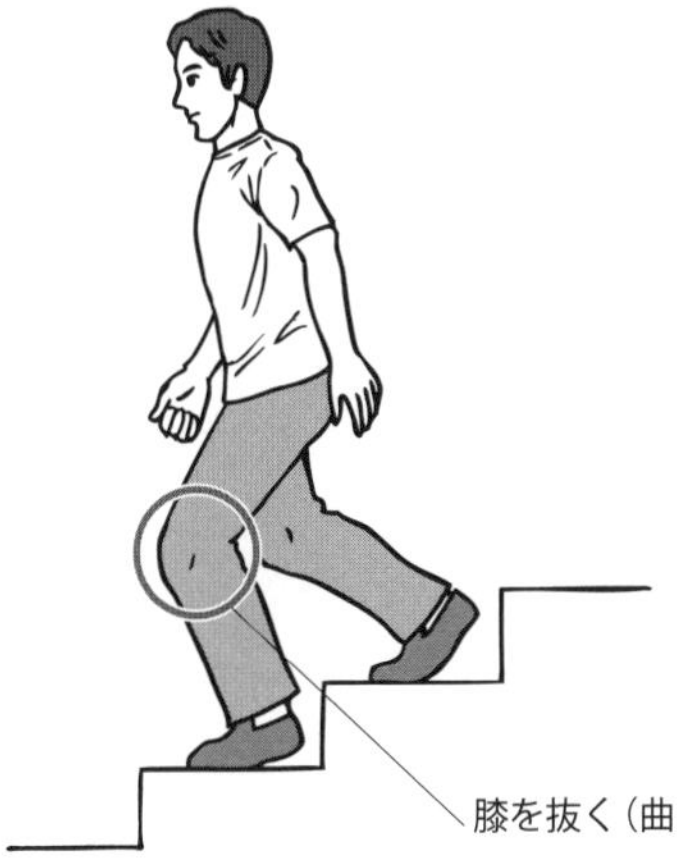

ステップ4　つま先・膝を外に向ける

ステップ3まで実践されると、動作や歩行に氣力を取り入れるためには筋力をできるだけ用いず、重力や地面反力を使うことがよりわかってくると思います。筋力に頼らない歩きをするためには、つま先はどちらの方向を向いているのがよいのでしょうか。

まっすぐ前へ向いているほうがよいと思ってないでしょうか。

実は、つま先は少し外を向くほうがよいのです。つま先とともに、膝がしらも外を向くほうが筋力に頼らない歩き方になります。

実際に体験してみましょう。

立って、両脚を腰幅くらいに開きます。つま先がまっすぐ正面を向くようにします。その状態から右脚を上げてみてください。

身体はどのように動きますか。身体が動かなかった方は、自分の重心を左脚の真上に移動させたのです。

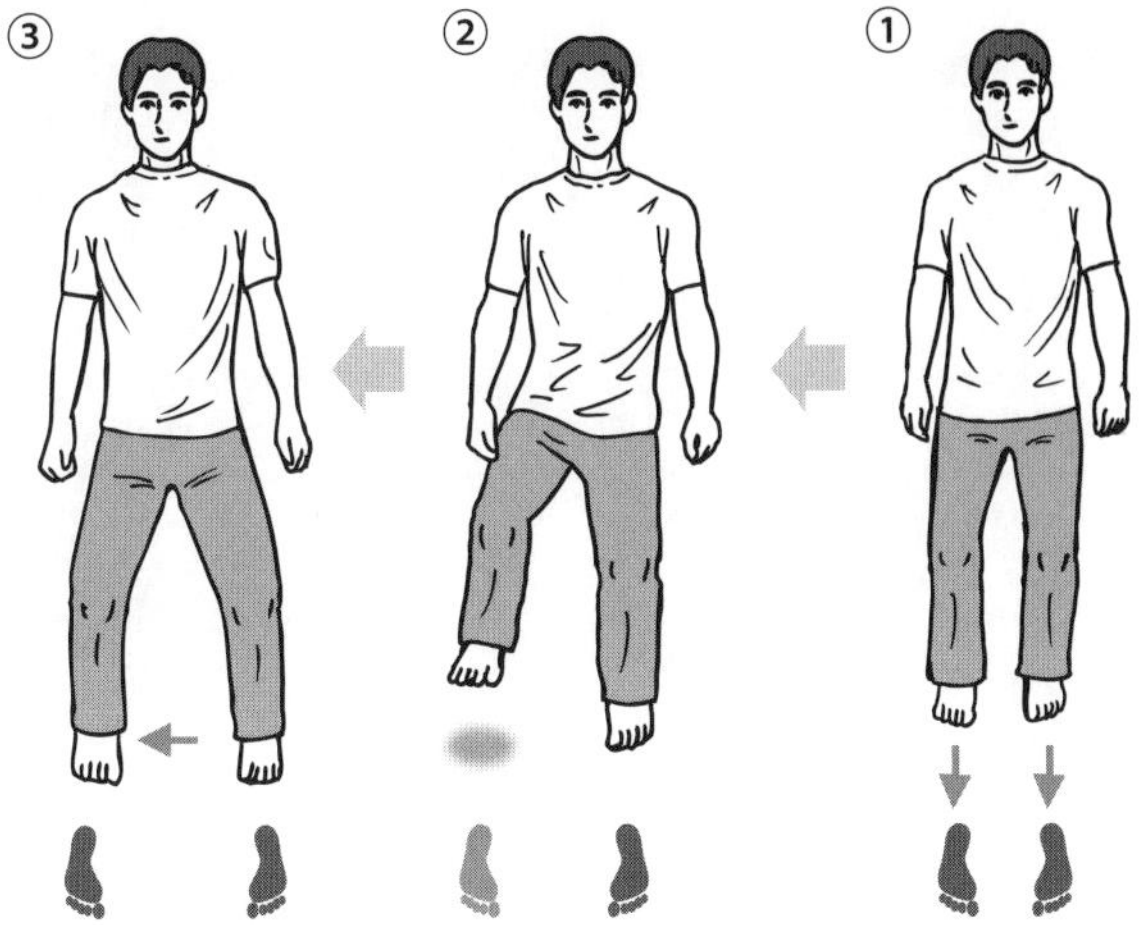

つま先を正面に向けて片脚を上げる

重心を移動させることなく、右脚を上げてください。身体は真横（右）に動いたと思います。

次に、同様に両脚を腰幅くらいに開き、今度は両脚のつま先を九〇度開きます。

膝がしらの方向もつま先と一致させてください。そして、右脚を上げてください。

身体はどの方向に動きましたか。右真横に動きましたか。

今度は、右斜め前に動いたと思います。

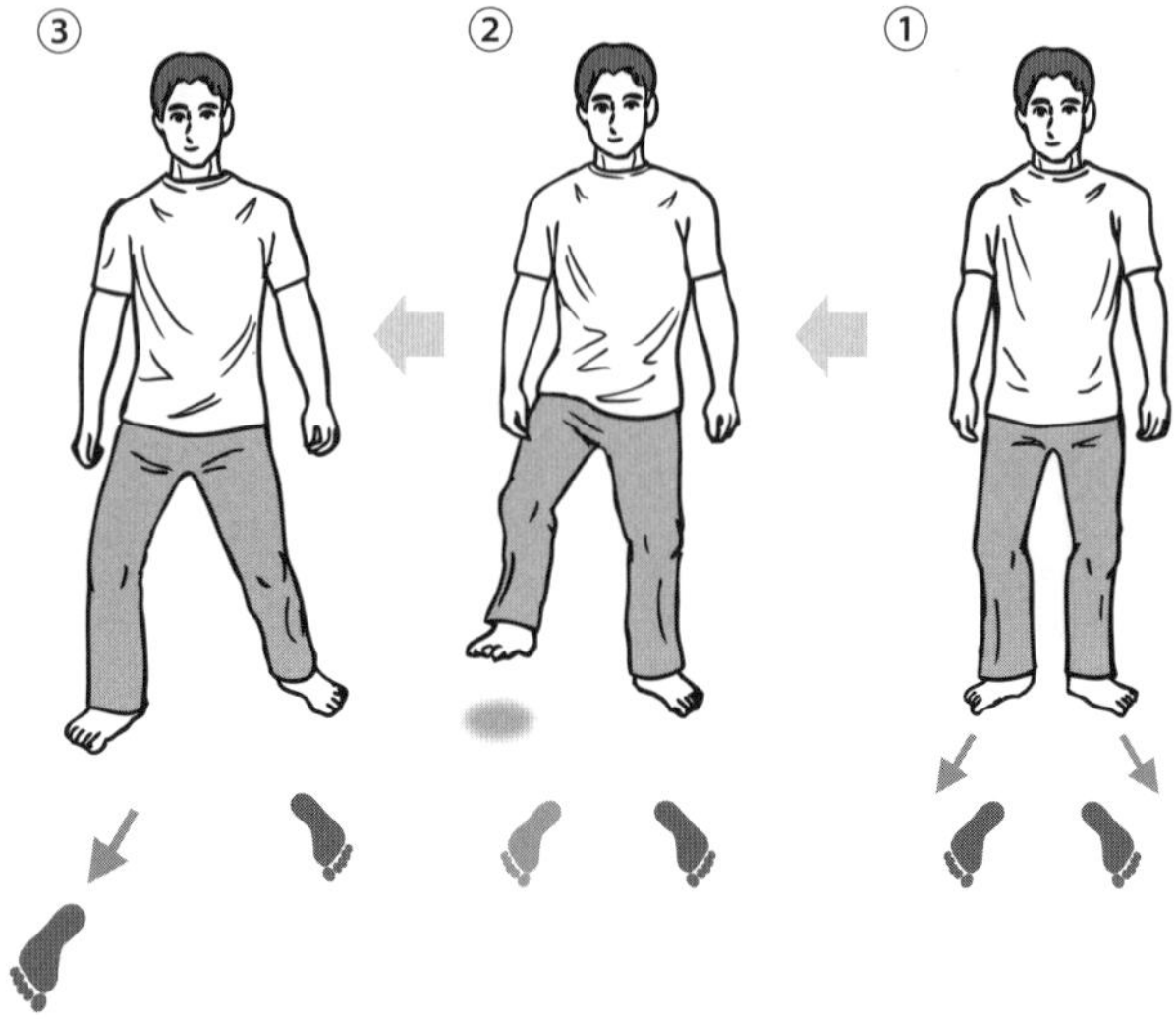

つま先を90度開いて片脚を上げる

この簡単な実験からわかることは、片脚を上げると、着地している脚のほうのつま先とかかとを結んだラインから九〇度の方向に身体が動くということです。

つまり、両足のつま先を九〇度開いてその場で足踏みをすると、自分で前方向への力を加えなくても自然と身体は前進していくということです。

これを「外膝《そとひざ》歩き」といいます。

その感覚を身につけましょう。

レッスン

外膝歩き

（1）ステップ1のレッスンで学んだ姿勢をつくってください。

（2）両足のつま先を九〇度ほど開きます。窮屈に感じる人は、もう少し閉じてもかまいません。

（3）その状態で足踏みをしてください。周囲に気をつけながら、できたら目を閉じてみてください。

（4）二〇回ほど足踏みをして、目を開けてみましょう。身体が前進していることを確認しましょう。

「外膝歩き」はいかがでしたか。前に進む力を加えなくても、足踏みをするだけで身体が前進することが確認できたのではないでしょうか。

つま先と膝がしらが外を向いている立ち方や歩き方は、昔の日本人の得意な姿勢と歩き方でした。

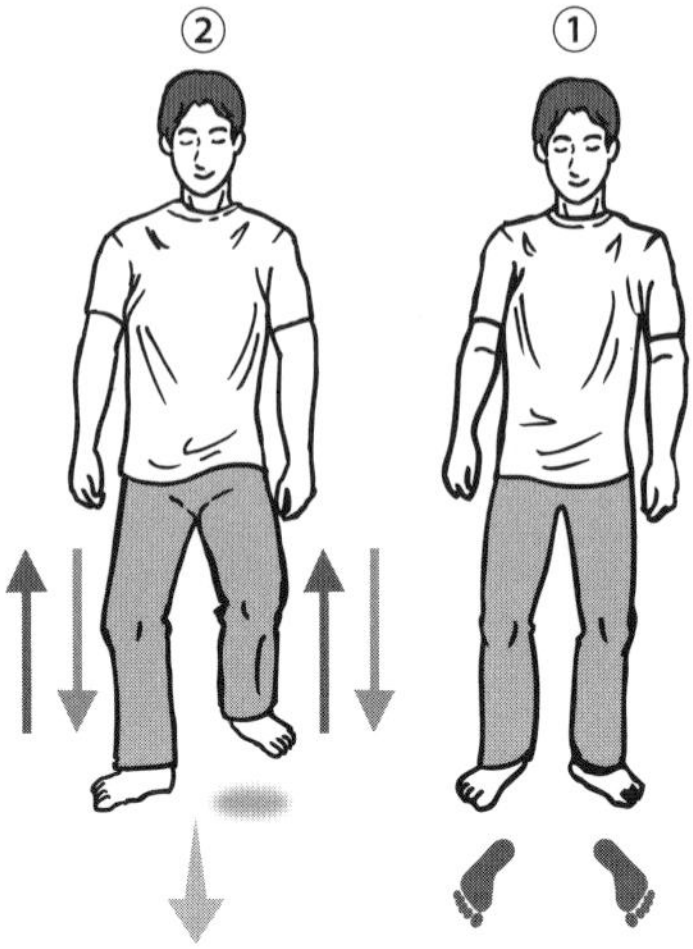

足踏みする

江戸末期から明治初期の日本人の写真を見ると、現代よりも著しくつま先と膝がしらが外を向いています。

明治以降、日本人は徐々につま先を閉じていったのです。和服から洋服を着用する機会が多くなったことにも関係があると思われますが、それ以上に、つま先や膝が外を向くことが、前時代の古いものととらえられたためであると思われます。

明治時代は、江戸時代までの社会制度や習慣、風習などが改められた時代です。そして、日本人の身体性をも改められる傾向にありました。

足先をまっすぐ正面に向けて立つこと・歩くことが、新しい時代にふさわしいものとしてとらえられたと考えられます。

ステップ5 一直線上を歩く

さて、次に挑戦していただきたいのが、「一直線上」を歩くことです。

私たちは、歩くときに無意識に行なっていることがあります。「一直線上」を歩くことです。

自分の歩く姿を正面から鏡で見たり、ビデオを撮ってもらってください。そして、自分の左右の脚が接地する位置を確認しましょう。多くの方々は、左右の脚がほぼ一直線上に接地しています。

一直線上に脚を踏むと腰が必要以上に回転してしまうため、どうしても筋力に頼る歩き方になります。氣力を感じて操作する歩行のためには、腰が必要以上に回転しないことが重要になります。

その歩き方は、簡単に手に入れることができます。確認しましょう。

両脚を腰幅くらいに離して立ちます。歩き出す要領で、右脚を一歩だけ身体の中心に振り出します。

そのとき、身体はどのように動きますか。右腰が進行方向に動こうとします。そして、身体全体が左に回転しようとします。頭上から見ると反時計回り(左回り)に回転します。

そのまま何もしないと身体は回転してしまいますので、私たちの身体はその回転を無意識のうちに補償しようとします。

さまざまな補償*動作を行なっていますが、もっとも大きな補償動作は左腕を前方に振り出すことです。つまり、振り出される脚の反対側の腕を振り出します。

歩く速度が遅いときは腕だけでよいのですが、歩く速度を上げたり走ったりするときは、腕だけでは補償できないので、肩を前方に押し出すようになります。このときの腰と肩の動きを見ると、胴体をねじりながら歩いていることになります。

このように、一直線上を歩くことは、筋力を必要以上に用いていることがおわかりいただけると思います。

それでは、二直線上を歩いてみましょう。

＊身体の部位に負担がかった場合、それ以上過度に負担がかからないようにそれを抑える動作のこと。

レッスン

二直線歩行

（1）ステップ1のレッスンにあるように、骨盤を前傾させて立ってください。
（2）日ごろより五センチほど、左右の脚幅を広くとります。つま先と膝がしらは無理のない程度に外に向けてください。

（3）自分の両脚の前に、二本のレールがあるとイメージします。
その上を踏んでいくように歩きましょう。

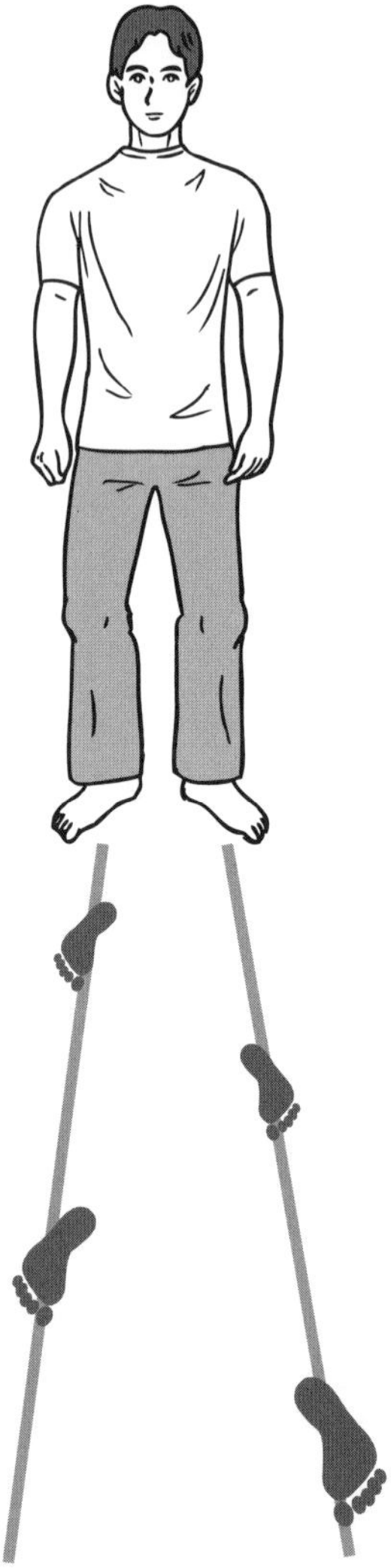

二直線歩行はいかがでしたか。
腰の動きを確認してください。日ごろより回転が抑えられて、自発動が出たときの

感覚で歩けるのではないでしょうか。

特に女性の方は、ハイヒールを履いて、おしゃれをして出かけるときには一直線歩行で歩かれてけっこうですが、スニーカーなどで歩くときには、脚の左右幅の二直線上の歩きを心がけましょう。

さて、氣力を感じるためには、この二直線歩行をマスターすればある程度は十分なのですが、さらに歩き方を洗練させたい方は、「一直線またぎ歩行」に挑戦してみてください。

二直線をイメージしてそれを踏むのではなく、一直線をイメージして、その直線を踏まないようにまたいで歩きます。

まず、左脚だけで立ちます。その状態から、右脚で一歩進みましょう。どのように前進しますか。ほとんどの方は左脚で床を押して、右脚を一歩出すと思います。しかし、もう一つ前進する方法があります。右脚を前方に振り出す方法です。

今度は左脚で床を蹴らずにそのままにして、右脚を後方から前方に勢いよく振り出してください。

どうなりましたか。身体が前進したと思います。結果として左脚で床を押しますが、浮いている右脚を振り出すことを意識するだけで、身体は前に進むのです。

二直線歩行は、腰の回転は抑えられますが、二直線を踏んでいくイメージを持ったため、着地足で地面を蹴る意識が強くなる傾向があります。

そこで、さらに筋力を使わない歩きをするために一直線をイメージし、それをまたいで歩くようにします。

レッスン

一直線またぎ歩行

（1）前項と同じように、骨盤を前傾させて立ってください。

（2）左右の脚幅は腰幅くらいにしましょう。

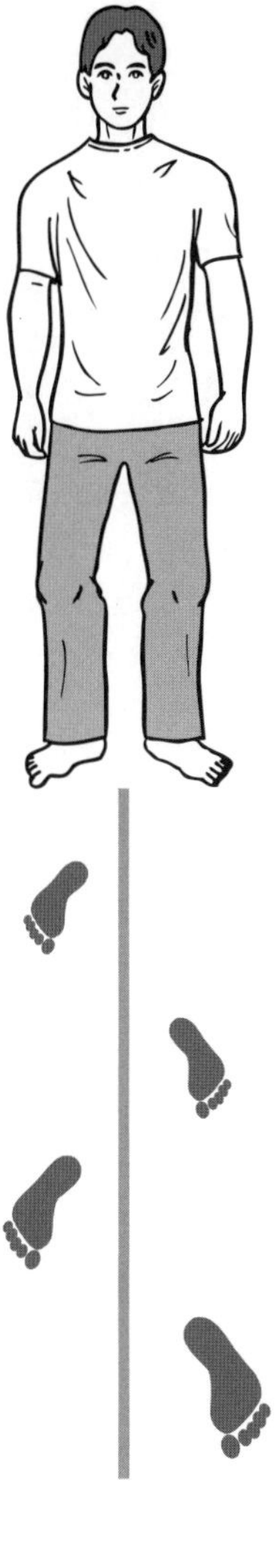

（3）左右の脚の真ん中に、進行方向に向かって一直線があるとイメージしてください。道路の白線や板目のラインを利用してもけっこうです。

（4）そのラインを踏まないように歩いてみましょう。振り出す足に意識が集中するので、地面を蹴らずに歩く習慣が身につきます。

ステップ6 腕を前方向に振る

ステップ5まで実践すると、かなり自発動のように歩くという感覚が身についてくると思います。

さらに歩行動作に氣を取り入れるため、「腕の振り方」を学びましょう。

あなたは歩くとき、腕をどのように振りますか。

意識したことがないという方も多いと思います。学校などの歩行練習では、「しっかり大きく腕を振って…」と習った方も多いでしょう。

ほとんどの方は、腕を大きく振ろうとすると、身体の後方に振ろうとする傾向にあります。

しかし、身体の後ろの方向に腕を振ることは、腕で身体を後方に引っ張ることと同じです。

つまり前進にブレーキをかけているのです。そのぶんだけ前に進むために筋力を用いてしまいます。

そこで、前方向にアクセントがくるように腕を振ってみましょう。
まずは歩かないで、腕を前に振る練習をします。

レッスン

腕振りトレーニング

（1）両脚を肩幅くらいに開いて立ちましょう。膝は少し曲げてください。

（2）その状態で、両腕を一緒に前方に放り投げるように振ります。後ろに振るのは意識せず、自然にまかせます。肩甲骨と腕を放り投げるような感覚です。

（3）前に振る感覚がつかめない場合は、両手に五〇〇グラムくらいのもの（ペットボトルなど）を持ってください。腕全体を前に振る感覚がわかるようになります。この動作を一〇〇～二〇〇回くらい繰り返します。

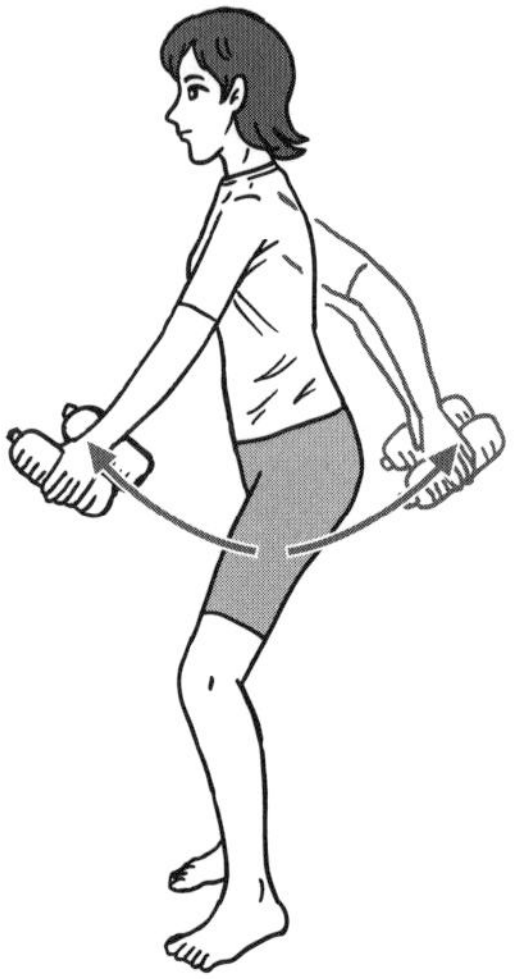

このトレーニングは八八頁でご紹介した「スワイショウ」の応用です。スワイショウは力をできるだけ抜いてリラックスのまま行ないますが、ここでの腕振りトレーニングは、前方へ腕を振ることを意識してください。

実際に歩くときの腕振りには、もう一つコツがあります。腕を「逆ハの字型」に振ることです。

実際に歩いてみてください。ほとんどの方は、腕を身体の前の内側に振っているのではないでしょうか。頭上から見ると「ハの字型」に振っています。腕を「ハの字型」に振ると、一直線上を歩いたときに同じように腰が回転してしまいます。

そこで、腕を「逆ハの字型」に振るように心がけます。そうすると腰の回転が抑えられて、筋力に頼らない歩き方になります。

感情コントロール法——「無限力開発法」の実践⑤

さて、人生を変える無限力開発法の実践方法をご紹介してきましたが、最後に「感情のコントロール」について触れておきたいと思います。

私が提唱している無限力開発法は、「リラックス法」「気功法（氣を感じる身体づくり）」「動作法（合理的身体操作の習得）」「歩行法」によって「氣」を操作し、「氣力」を日常生活やスポーツ・武道などの技術（技）に取り入れることを目的としています。

そして、これらを習得するときに、「感情のコントロール」は避けては通れない課題です。

動作や技は「感情」によって質が変化します。よく「喜怒哀楽」といいますが、それぞれの感情が誘発する動作（技）があります。

たとえば、相手に対して「怒り」や「恐れ」というような感情があるときには、洗練された技（技術）が現われることはありません。

逆に、「喜び」、「幸福感」、「感謝」、「相手との一体感」などを持ったとき、技（技術）や動作は洗練されていきます。その中に「氣力」を取り入れることができるのです。

私たちの日常の感情が技や動作をつくります。

しかし、普段の日常生活において、「喜び」や「幸福感」、「感謝」、「人との一体感」といったプラスの感情をつくり出すことは容易ではありません。

なぜなら、私たちは無意識のうちに「恐怖」や「心配」というようなマイナスの感情を持つように制御されているからです。感情をコントロールするのであれば、まずこのことを理解しなければなりません。

なぜ、私たちはマイナスの感情を無意識のうちに持つようになったのでしょうか。

古代、人が生活するということは、あらゆる危険に立ち向かうことでした。外に出れば野生動物がいます。いつ危害を加えてくるかわかりません。冬になれば、適切な暖をとらなければ生命の危機にさらされます。

つまり、人は生き続けていくためには、あらかじめ起こりうる危険を想定・想像する能力を発達させる必要があったのです。そして危険を察知すると、それに見合う感情が湧き上がるようになりました。

そうした人類の長い歴史の中で、人は「恐れ」「心配」「怒り」「悲しみ」といったマイナスの感情が無意識のうちに湧いてくるようになったのです。

マイナスの感情を持つことは決してわるいことではありません。また、あなただけがマイナスの感情を持ちやすいわけでもありません。誰もがそのような傾向を持っているのです。

ちょっと余談になりますが、もう一つ、私たちがマイナスの感情を自然に生み出してしまう理由があります。

実は私たちは、過去にマイナスの感情を生み出すことによって「得」をした経験が山ほどあるのです。

乳幼児は、マイナスの感情を発することによって願望を実現します。たとえば泣いて感情を爆発させて周囲に伝え、必要なものを手に入れます。あるいは激しく怒ったり、悪口を叫んだり、場合によっては暴力に出てまでも欲望を叶えようとします。

やがて、この方法は乳幼児のころにしか通用せず、大人へと成長するにしたがって、マイナスの感情はむやみに発することができないことを学びます。

しかし、大人の中にも、まだその感情のくせが強く残っている人も少なくはありません。あなたの周りにも、そのように人がいるのではないでしょうか……

さて、こうした理由から、私たちは放っておくと次から次へとマイナスの感情が湧き出てくるように制御されています。

したがって、自分の感情を常にプラスに転化させる方法を持つ必要があります。「感情コントロール法」を身につけることは、生きていくうえでとても大切なことですが、ここでは二つの方法をご紹介します。「マインドスクリーン法」と「感情体感法」です。

どちらもさほど難しくないと思いますので、ぜひマスターしてください。

■マインドスクリーン法

マインドスクリーン法とは、心の中のスクリーンにイメージを映し出す方法です。すでに「リラックス法」の「イメージトレーニング」と「ゆるしのトレーニング」を学んだ方はわかりやすいかと思います。

よくイメージトレーニングやメンタルトレーニングでは、自分の目標や夢が達成されたところをイメージして、そのときの感情を持ち続けることで、それらが達成されやすくなるといわれます。

しかしながら、「未来」の目標や夢を想像することは意外と難しいものです。

そこで私は、「過去」の出来事をスクリーンに映し出すことで、感情をコントロールすることをお勧めしています。

レッスン

マインドスクリーン法

（1）生まれてから今までの出来事を思い出して、「楽しかったこと」「うれしかったこと」「感謝したこと」など、プラスの感情が湧き上がってきたことを五つメモしてください。できれば、現在に近い時期の出来事がよいと思います。

（2）目を閉じて、心に「スクリーン」をイメージしてください。映画館の椅子に座ってスクリーンを眺めているところを想像してもよいでしょう。メモした出来事を順番に三〇秒ほど、スクリーンに映し出してください。そして、そのときの感情を思い出して浸ってください。

このトレーニングを毎日、繰り返してください。リラックスして、遊びのつもりで行なってください。三週間ほど続けると、目を開けていても、それらの出来事を思い出すだけでプラスの感情が湧き上がってきます。

■感情体感法

毎日の生活では、さまざまな感情が湧き上がります。

マイナスの感情が湧き上がってきたとき、「感情体感覚法」を用いると感情をプラスに転化することができます。

しかし、「恐れ」「心配」「怒り」など、マイナスの感情が湧き上がること自体は決してわるいことではありません。マイナスの感情が湧き上がってくることに罪悪感を持たないようにしましょう。

罪悪感はさらにマイナスの感情を引き寄せます。感情には、よい感情もわるい感情もありません。プラスの感情とマイナスの感情があるだけです。

言い換えれば、マイナスの感情があるからこそ、プラスの感情がわかるのです。決して、常にプラスの感情でいることが必要だとは思わないでください。そんなことは誰もできません。

マイナスの感情が必要以上に長時間続かないように、プラスの感情に転化する方法を身につけてさえいればよいのです。

次の感情体感覚法は、感情と体感覚をリンクさせる方法です。

レッスン

感情体感法

（1）「マインドスクリーン法」と同じように、「楽しかったこと」「うれしかったこと」「感謝したこと」など、プラスの感情が湧き上がってきた出来事を五つメモしてください。

（2）同様に、心のスクリーンにその出来事を三〇秒間ほどずつ映し出します。

（3）今度はそのときの感情ではなく、今のあなたの身体の変化や感覚を確認してください。

（4）プラスの感情とその体感覚をリンクさせます。そして感情をコントロールしたいときには、感情ではなく、身体にその感覚をつくるようにします。

マイナスの感情をプラスに変化させたいときは、感情そのものを変えようとしてもなかなかうまくいかない場合が多いでしょう。そのときは、感情ではなく、感情とリンクした体感覚のほうをつくるようにしてみてください。

「喜び」「幸福」「感謝」といったプラスの感情を持ったときの体感覚は、「呼吸が楽になる」「手が熱くなる」「身体が宙に浮いたようになる」などなど、人によって千差万別です。たとえば私は、胸に大きな穴が開いたように感じます。

あなたにはあなたがわかる自分の体感覚があるはずですので、マイナスの感情が湧いたときには、その体感覚をつくり出してみてください。

以上、「感情コントロール法」をご紹介しました。これらの方法は、すでに試みた方もいらっしゃるかもしれません。そして、もしうまくいかなかったという方がいるとすれば、「イメージトレーニング」などの感情コントロール法だけを学んだからです。一つのメソッドではなく、本章で実践してきたように、「リラックス法」をはじめとする一連のメソッドを総合的に学んでから、もう一度試してみてください。

「感情」は、その周波数を宇宙に発信します。そして同質の環境を引き寄せます。「感情コントロール法」を習得することは、人生を変える舵を手に入れることと同じです。

無限力開発法を学んで、ぜひ、あなたの人生を変えてください。

無限力開発法受講者の体験談

本文中では、「無限力開発講座」を開講していることをご紹介しました。

ここでは、受講生の体験談を紹介いたします。

「なみあし身体研究所」では、二〇一七年一一月から、東京・大阪・名古屋・福岡の各会場で、「歩行法」「動作法」「リラックス法と気功法」のセミナーを実施してきました。その中で多くの方々に興味を持っていただいたのが、「リラックス法と気功法」のセミナーでした。

そこで二〇一九年九月より、さらに遠方の方々にもご受講いただけるように、オンラインと対面の実技講習を併用したシステムの講座を開講しました。それが「無限力開発講座」です。

十分に成果をあげていただくために、毎月五名を定員としてお受けしています。今までの受講者（もしくは受講生）の中から、異なる分野の受講生に体験談をお願いしました。さまざまな分野の方々に成果があることがおわかりいただけると思います。
ぜひ、ご一読ください。

◉体験談1

「コロナ禍でも心の安定を保つことができています」

岩松忠行さん（五〇歳／山梨県甲府市）
栞《しおり》鍼灸整骨院院長

数年前、「動作法」のセミナーに参加したことが木寺先生との出会いでした。その後、先生が「リラックス法」や「気功法」の講座を開講されていることを知りました。特に興味を持ったのは「自発動」です。「自発動」とはどのようなものか、経験してみたいということが受講の動機でした。

「リラックス法」や「気功法」の効果は目に見えにくいものですが、ひと言でいえば、「メンタルの安定」、「ブレない考え方」と感じています。

放鬆功、スワイショウ、站椿功とステップを踏みながらワークを進めていたのですが、「アレ？ これで正しいのかな？」、「これ、先生と違うぞ？」、「これ、できないんじゃない！」と焦ることもありました。

自分が何を求めて、どのくらいできている（習得できている）のか、ワークの途中では迷って、自信を見失ってしまうことがあったのですが、先生から「五～六割できるようになったら、次のステップに行ったほうがいいですよ！ 今できなくても、次の動作をやっていくと前のワークもこなせるようになる」と、まるで想定していたかのようにアドバイスをいただき、しばらくしてその言葉のとおり自発動が出はじめました。

コロナ禍の影響で自粛要請が出て以来、患者さんは激減し、ついには収益も東日本大震災以来の数字まで落ち込みました。気持ちの中にも、三・一一以上のことは残りの人生でないだろう！ と思っていたのですが…軽く想定を超えてしまいましたが、気が滅入りそうでそうでもない自分がいることに気がつきました。

そこで、以前の自分自身と何が違うのか？ 年齢？ 環境？ 体力？ 経済力？ どれをとっても以前よりプラスの要素はなく、ネガティブな条件ばかりです。

コロナ禍の影響が出はじめたのは、受講開始後四カ月目に入ったあたりからでした。ちょうどコロナ自粛の真っ只中。同業者の友人、後輩などからはネガティブな言葉しか聞かれなくなってきて、うちの院も超低空飛行を続けているもののメンタル的には焦りもなく、意外に冷静に対応できていました。

おそらく無限力開発講座に入る前の自分だったら、「①患者さんが来ない→②経営が苦しくなる→③治療のパフォーマンスが下がる→⑤患者さんの評価が下がる」という状態に陥っていたと思います。

現状でも①②は改善されていないのですが、ブレない自分がいるお陰で、負の連鎖を断ち切ることができています。

講座で学んだことが、どのような形でフィードバックされるかは個々人で違ってくるとは思いますが、パフォーマンス向上をしたい方、ストレス解消法を知りたい方、緊張しない方法を探している方、現状に満足されていない方には、お勧めの講座であると思います。

◉体験談2

「剣道も日常生活も気持ちに余裕が持てるようになりました」

佐々木正明さん（七〇歳／東京都府中市）
無職

私は剣道をしております。木寺先生を知ったきっかけは、二〇〇五年ごろ、先生の剣道の著書を読んだことです。

当時は、剣道がスランプ状態で、膝を痛めたりしていました。「蹴らない、ねじらない、力まない」剣道のやり方があることを初めて知りました。

そのころ、先生は奈良高専でセミナーを開催されていましたが、日程が合わずに参加できませんでした。

その後、二〇一二年に六段に昇段し、翌年の「全国のびのび剣道学校」という講習会で、木寺先生が講師をされる情報を得て参加しました。これが先生との初めての出会いです。

二〇一七年の「のびのび剣道学校」で、木寺先生の大学の先輩でもあり、修験道の修行をされている長谷川智先生に、「相手をリスペクトする」「感謝する」という気持ちで稽古をすることを学びました。

その教え通りに稽古したところ、体に無理のない楽な気持ちで立ち会うことができ、相手の隙が見えたりしました。そんな体験をして、常にそのような気持ちになれる方法はないものかと考えていました。

四年ほど前に、先生の「リラックス法」「気功法」のセミナーに参加したことが「無限力開発法」を学ぶきっかけです。

「無限力開発法」を学ぶにつれて、「相手に打たれまい」という気持ちがなくなり、「どうぞ打ってください」に気持ちのありようが変わり、次第に相手の出がしら、動こうとする気配や隙が見えるようになりました。

また、「打ちたい」という気持ちも失せてきて、力む必要もなくなり、「正しい姿勢」というこだわりもなくなって、身体はゆらゆら揺れる、揺れの感覚にまかせています。

私は、車を運転するとイライラすることが多かったのですが、これも最近「お先に、どうぞ」の気持ちになりつつあります。運転中の気持ちが落ち着き出しました。

猪突猛進な方、引っ込み思案な方、人前で話すのが苦手な方など、自分自身を変えようと思っている方々には、「無限力開発法」はお勧めです。

◉体験談3

「心身のコンディションが整い、リハビリの仕事にもよい影響が」

和田博史さん(仮名/四九歳/東京都板橋区)
理学療法士(介護老人保健施設勤務)

私は体育大学出身で、健康運動指導士として運動指導などをしていた経験から、以前より身体動作に興味を持っておりました。

その当時、陸上短距離走の末續慎吾選手が世界陸上でメダルを獲得し、「ナンバ走り」が有名になったことから、そこから木寺先生の提唱されている「なみあし」に興味を持ち、木寺先生のHPやメルマガ、書籍を拝見させていただくようになり、かれこれ一〇年以上になるかと思います。

私が「無限力開発法講座」を受講した動機は、感情のコントロール方法を学ぶことで、仕事もプライベートもベストなパフォーマンスを発揮できるようになり、より実りある人生を築いていくことができるようになるのではないかと考えたためです。

最初に講座のオンライン説明会に参加させていただき、その中で、先生の大らかで寛いだお人柄に触れることができ、大変好感を持ちましたので、すぐに受講を決めました。


講座を学ぶ前は、プライベートにおいて、つい感情的な言動をしてしまい、後で自己嫌悪に陥ってしまうことが多々ありました。

しかし本講座を学ばせていただく中で、自分の中の問題点や自分にとって大切なことがなんなのかが、徐々に明確になり、それにつれてネガティブな感情を手放していくことができるようになってきました。

そのような状況から、心身のコンディションがよい状態であることが増え、他者とのコミュニケーションも以前より穏やかになり、自己肯定感の向上が感じられるようになりました。

また、仕事面においては、理学療法士はご利用者様と直接触れ合う仕事であるため、自身の心身状態が直接、ご利用者様に反映してしまうことが多い職種です。

本講座を学ばせていただいてからは、リハビリを担当するご利用者様で、リハビリの実施を拒否なさる方がほとんどいらっしゃらなくなり、また以前より短時間でご利用者様のお体のこわばりをゆるませて差し上げることもできるようになり、効果を実感しております。

「無限力開発法」は、ご自分の人生を自分らしく有意義に過ごしたいと願うすべての方々に大変有用であると思います。

ぜひ、みな様も体験していただき、実感していただければと思います。

◉体験談4

「ストレスが著しく軽減、営業での収入も大幅アップしました」

鳥越聖也さん（三二歳／福岡県久留米市）
営業職

私は、木寺先生が勤務されている大学の卒業生で、剣道部に所属しておりました。しかし、大学で直接指導を受けたことはありません。

私の卒業後、先生が大学に赴任されました。先生との出会いは、営業の仕事で母校に出向いたときにお会いしたのが最初です。

その後、大学にお邪魔するたびに先生の研究室を訪ねて、お話を聞かせていただくようになりました。その中で、先生が「リラックス法」や「気功法」のセミナーを開かれていることを知りました。

実は、以前から心身をリラックスできる方法があれば学びたいと思っていました。なぜかといいますと、仕事でかなりのストレスを感じていたからです。

私の仕事は歩合制です。その月に契約がとれないと、収入がほとんど発生しません。一時は、ほとんど収入がない時期もありました。そのために、とても情緒的に不安定な状態が続いていました。

二年ほど前に、先生が開催されているセミナーを受講しました。そこで、「リラックス法」「スワイショウ」「站椿功」を教えていただきました。このセミナーでの体験は衝撃的でした。今までにないリラックス感を得ることができたのです。

そして、自宅でほぼ毎日「無限力開発法」のトレーニングを続けました。一カ月ほどで、「站椿功」で自発動が出はじめました。自発動が出ると、さらに深いリラックス感を得ることができるようになりました。ひと言でいうと、カラダと心が穏やかに覚醒していく感じでした。

カラダと心のリラックスが得られるようになると、仕事や日常生活でも変化が現れてきました。

感情も安定し、仕事でのストレスを感じなくなっていきました。営業での契約率も上がり、毎月安定した収入を得られるようになりました。明らかに「無限力開発法」の効果だと思います。

「無限力開発法」の効果を確信した私は、妹にも教えました。当時、妹は出産後の体調不良に悩んでいました。出産後二年間ほど、体調が回復せず、さまざまな病院を訪ねましたが、回復しませんでした。

しかし、「リラックス法」や「気功法」を続けると、みるみるうちに体調が回復し、現在では「無限力開発法」のトレーニングが手放せない状態になっているようです。

以前から「リラックス」が大切であることは感じていましたが、その方法がわかりませんでした。木寺先生に出会って、初めてその具体的方法を教えていただきました。

特に、昔の私のように仕事でストレスを抱えている人には最高のトレーニング法であると思います。多くの方々に知っていただきたいです。

◉体験談5

「自分が好きになり、すべてが変わりました」

小田恭輔さん(三七歳/福岡県福岡市)
整体師　福岡ふっと代表

私は、福岡市で外反母趾を専門とする整体院「福岡ふっと」を経営しています。頻繁に、外反母趾に関する情報をネットで検索しているのですが、その中で木寺先生の存在を知りました。その後、「リラックス法」「気功法」だけでなく、「動作法」や「歩行法」が学べる講座があると知り、受講を決めました。

外反母趾を改善する「歩行法」に興味があったのですが、その他に、私には大きな課題がありました。ひと言で表現すると「気分屋」だったのです。自分の中で「精神」が安定しないことが悩みでした。改善したかったのですが、持って生まれた性格であると、なかばあきらめていたのです。

仕事中は治療に集中していますので、そうでもないのですが、仕事から離れると大きく「気分」が振れるのです。そのために、人間関係も良好に築けないことも多いと感じていました。

また、私はお酒も好きなのですが、その量をまったくコントロールできないことも悩みでした。飲みすぎた翌日はいつも後悔していました。

そんなときに、先生が開催されている無料の「リラックス法」「気功法」のセミナーを受講しました。驚いたことに、そのときに自発動を体験したのです。その後、講座を受講し、先生の個別コーチングを受けながらトレーニングを続けました。すると、大きな変化がありました。

まず、あんなに浮き沈みが激しかった気分をコントロールできるようになったのです。そして、驚いたことに、お酒の量を自在にコントロールできるようになっていきました。今では、適度の量を飲んだり、日によっては飲まない日もあります。以前では考えられないことです。

また、コロナ禍の中でも、治療院と自宅を移転する決断をいたしました。この決断も「無限力開発法」を習得していなかったら、決断できなかったのではないかと思います。まったく不安もありませんでした。

この決断のおかげで一一月・一二月はこれまでの最高収益を上げることができました。また、苦手だった早起きもできるようになったり、人から好かれていると感じるようになりました。

今になって思うと、以前は自分自身が嫌いだったのだと思います。その自分を嫌う感情がストレスとなり、「気分」を調整することができなくなっていたのです。「無限力開発法」に出会ってから、徐々に自分を好きになっていくことが実感できました。

私にとっては人生の転機といえると思います。さらに、日常生活の動作や私の専門である「歩行法」も洗練させていきたいと思います。

◉体験談6

「卓球のパフォーマンスが安定しました」

小河正樹さん（四五歳／三重県鈴鹿市）
卓球コーチ

私は卓球のコーチをしながら、自分自身も現役選手として各種の試合に出場しています。

私がなみあし身体研究所の門を叩いたのは五年ほど前です。卓球のパフォーマンスを上げるために合理的身体操作を学ぶことが目的でした。

毎月大阪で開催されるセミナーに頻繁に参加して、木寺先生が教えられている動作法を学びました。二級講座・一級講座も修了して、研究所の「インストラクター」の資格も取得いたしました。

たしかに動作については、かなりレベルアップしたのですが、そのほかに私には大きく二つの課題がありました。

一つは、リラックスが十分でないと感じていたことです。卓球ではリラックスの重要性がよくいわれます。七〇～一〇〇グラムほどのラケットで、わずか二・七グラムのボールを打つ卓球では、不必要な力が入っていてはボールを正確に打ち返すことができません。

リラックスの重要性は十分わかっていたのですが、その方法がわかりませんでした。卓球に活かせるリラックスのトレーニング法を探していたのです。

もう一つは、卓球の試合で集中力が持続しないことがありました、特に、劣勢の試合で、その場から逃げたい心理が働き、プレーを急いでしまうのです。

劣勢のときほど、落ち着いてじっくり大勢を整えなければならないのですが、えてして試合を投げてしまうような心理が働くのです。その癖がなかなか改善されませんでした。

これらの課題は、動作法だけではなく他のアプローチが必要であると考えているときに、木寺先生が「リラックス法」や「気功法」「感情コントロール法」などのセミナーを開催されると知り受講しました。

先生が指導されるそれらのトレーニングは、これまでにない体感覚が得られるものでした。そこで、「無限力開発法」の講座を正式に受講しました。

毎日というわけにはいきませんが、「無限力開発法」のメソッドを取り入れた結果、リラックスのコツがつかめたばかりではなく、課題であった集中力が維持できない癖も改善されてきました。パフォーマンスが格段に高まったと感じています。

先日の試合では、今までにないリラックスと集中力が得られ、人生で最高のパフォーマンスが発揮できました。自分でも驚いています。

「無限力開発法」は、スポーツや武道をする方々のパフォーマンスを高めるためには最適のトレーニング法だと思います。心身を総合的に活性化できると思います。

さらに高いパフォーマンスを求めておられるアスリートにお勧めしたいトレーニング法だと思います。

おわりに

私が提唱する「無限力開発法」をあますことなくご紹介してきました。

現在、「リラックス法」、「スワイショウ」、「站椿功」、「身体づくり」、「動作法」、「歩行法」、「感情コントロール法」などに取り組んでおられる方もいらっしゃると思います。あるいは、すでに「無限力開発法」の効果を実感されている方もいらっしゃるかもしれません。

私が舩津純彦先生に出会ってから、すでに二〇年以上が経過しました。第一章でも触れましたように、先生との出会いは人生の転機でした。四〇代は、自分自身が先生から教わった「リラックス法」や「気功法」をとにかくマスターし、それを日常の動作や歩き方、そして剣道のパフォーマンスにつなげることに必死でした。

五〇歳を過ぎてその効果を確信した私は、そのメソッドを「無限力開発法」として広める活動をはじめました。その中で、多くの方とお話をさせていただく機会がありました。そこで痛感したことは、みなさんそれぞれ一生懸命生きておられるということです。

順風満帆に人生を歩んでいるように見える方でも、多くの悩みや課題を抱えておられることを知りました。特に「感情コントロール」に課題を抱えている方が多いようです。そして、私たちに共通していることは、自分だけが「感情コントロール」が苦手だと思っていることです。

人の感情の変化は外見からはわかりません。ですから、自分だけが「感情コントロール」ができないと感じてしまうのです。しかし、「無限力開発法」を習得していくと、徐々に感情をコントロールできるようになります。

「感情」は、それにともなう「思考」を生み出します。プラスの「感情」からはマイナスの「思考」は生まれません。よい感情から生み出された思考の周波数は、宇宙に放たれ、同類の物質や環境を引き寄せてきます。「感情」をコントロールすることが人生を「創造」することなのです。

ぜひ、「無限力開発法」を習得して、人生を創造してください。

人間は自分が思っているような人になるといわれます。まさしく、「想像」は「創造」です。みなさまの幸福を心より祈念いたします。

さて、私が本書で紹介した「リラックス法」、「スワイショウ」、「站椿功」、「身体づくり」、「動作法」、「歩行法」、「感情コントロール法」などの概要は、公式サイト「なみあし身体研究所」(http://www.namiashi.net/)をご覧ください。理解が深まると思います。

最後になりましたが、本書の企画を採用していただきましたナチュラルスピリット社の今井社長、企画等に関して有益なアドバイスをいただきました、ライトワーカー社の高山史帆氏、また、熱心に編集を手がけていただきました西塚裕一氏には、心よりお礼を申し上げます。また、体験談をお寄せいただきました講座受講生のみなさま、そして本書の作成に携わっていただきましたすべての方々にお礼を申し上げて、筆をおくことにいたします。

ありがとうございました。

令和三年九月吉日

木寺英史

◉ 著者プロフィール

木寺英史（きでら・えいし）

1958 年生まれ、九州共立大学スポーツ学部スポーツ学科教授。なみあし身体研究所代表。筑波大学剣道部時代は選手として活躍。卒業後、高等専門学校教員を務めながら、剣道技術の研究をきっかけに他分野の研究者やスポーツ選手、さらには医療関係者との交流を深めつつ「なみあし動作」を構築。剣道界にとどまらずスポーツ関係、身体操作・歩行動作など全般にわたり、講演、コーチング、執筆活動を精力的に行なう。著書多数。

無限力を開発せよ！
「身体動作」であなたの人生が激変する
究極の開運術

2021年10月27日　初版発行

著者／木寺英史

装幀・本文デザイン／福田和雄（FUKUDA DESIGN）
イラスト／月山きらら
編集／五目舎
DTP／細谷毅

発行者／今井博揮
発行所／株式会社 ライトワーカー
TEL 03-6427-6268　FAX 03-6450-5978
info@lightworker.co.jp
https://www.lightworker.co.jp/

発売所／株式会社ナチュラルスピリット
〒101-0051 東京都千代田区神田神保町 3-2 高橋ビル 2 階
TEL 03-6450-5938 FAX 03-6450-5978

印刷所／創栄図書印刷株式会社

ISBN978-4-909298-14-0 C0075
落丁・乱丁の場合はお取り替えいたします。
定価はカバーに表示してあります。